Der **MedBed** EFFEKT

Auf ausdrücklichen Wunsch
von Anne Hild und Oliver Schacke
sehen wir in dem vorliegenden Werk vom Gendern ab.

Anne Hild / Oliver Schacke:
Der MedBed Effekt

info@kamphausen.media

Lektorat: Dr. Richard Reschika
Umschlagsgestaltung: 90.10. AG
Coverfoto: © 90.10. AG
Satz: Wilfried Klei, Bielefeld
Druck & Verarbeitung: CPI books GmbH, Leck

www.kamphausen.media

1. Auflage 2022

Bibliografische Information der Deutschen Nationalbibliothek

Die Deutsche Nationalbibliothek verzeichnet diese
Publikation in der Deutschen Nationalbibliografie;
detaillierte bibliografische Daten sind im Internet
über **http://dnb.de** abrufbar.

ISBN Printausgabe: 978-3-95883-626-6
ISBN Download-PDF: 978-3-95883-627-3

CPi
Mehr Bäume.
Weniger CO_2.
www.cpibooks.de/klimaneutral

Anne Hild und Oliver Schacke

Der **MedBed** EFFEKT

Selbstheilung mit Quantenenergie

AURUM

ANNE HILD – TEIL EINS

OLIVER SCHACKE – TEIL ZWEI

ANNE HILD
TEIL EINS

Einleitung

Der Begriff „Quantenheilung“ begegnete mir zum ersten Mal 2010 bei einem Seminar mit der „Zwei-Punkt-Methode“[1]. Bekannt geworden ist sie durch Richard Bartlett und Dr. Frank Kinslow. Die ursprünglich sehr alte Methode verbreitete sich in der Folge bei Therapeuten und Interessenten sehr schnell. Von den Schamanen Hawaiis wurde sie angewendet, um blockierte Energien wieder ins Fließen zu bringen. Alle Probleme, seien sie seelischer, geistiger oder körperlicher Natur, sind auf ein Nicht-Fließen von Energie zurückzuführen. Auch blockierte Emotionen, einschränkende Glaubenssätze und Beziehungsprobleme sind davon betroffen.

Die „Zwei-Punkt-Methode“ hat mich damals fasziniert und einige Zeit habe ich mit ihr gearbeitet. Das war für mich der Anfang. Heute haben die Energie-, Frequenz- und Quantenmedizin ihren Platz eingenommen, deren Erforschung sich rasant weiterentwickelt, wie 2021 erst ein erstaunlicher Bericht in der BILD-Zeitung zeigte: „Super-Roboter in Münchens Radiochirurgie Zentrum gelandet! Hirntumor in 30 Minuten weggestrahlt.“[2] – „Die schärfste Wunderwaffe der Medizin – der Super-Roboter ZAP-X behandelt Tumore in Lichtgeschwindigkeit. Je nach Größe und Lage des Tumors in NUR 13 bis 30 Minuten.“ BILD schreibt weiter: „Die ZAP-Behandlung ist schmerzfrei, eine Narkose nicht nötig und der Patient kann direkt danach nach Hause. IRRE!“ Zur Eröffnung des Zentrums

1 Zwei-Punkt-Methode, gut erklärt durch Andrew Blake: https://richtedichauf.de/initiatische-therapie/zwei-punkt-methode/ (Juli 2021).

2 Artikel in der BILD-Zeitung: https://www.bild.de/regional/muenchen/muenchen-aktuell/hirntumor-weggestrahlt-super-roboter-in-muenchen-gelandet-76986528.bild.html (Juli 2022).

kam sogar der Erfinder der Technologie, Prof. John Adler (67), aus Kalifornien. „Es ist eine Revolution in der Medizin! Mit dem ZAP-X könnte man vier bis fünf Millionen Menschen mit Hirntumor pro Jahr behandeln“, sagte er zu BILD.“ Auf S. 35 schreibe ich darüber ausführlicher.

Bei der Recherche für dieses Buch stellte ich mit Erstaunen fest, dass mir Konzepte und Denkweisen begegneten, von denen ich zum Teil noch nie etwas gehört hatte. Durch eine Freundin, die weiß, dass ich mich für MedBeds[3] interessiere, wurde ich auf Oliver Schacke und seine 90.10.-Technologie aufmerksam gemacht. Ich habe mich daraufhin auf seiner Webseite informiert und seinen gratis Acht-Stunden-Test für sein virtuelles MedBed getestet. In der Zwischenzeit habe ich noch weitere, sehr schöne Erfahrungen mit der 90.10.-Technologie gemacht. Bei der 90.10.-Technologie handelt es sich um eine quantenbasierte neue Technologie, auf die mein Co-Autor Oliver Schacke im zweiten Teil näher eingehen wird. Mit seinen innovativen quantenenergetischen Forschungen wird Materie auf quantenphysikalischer Ebene so beeinflusst, dass sie im Anschluss Energie dauerhaft speichert und abgibt.

Auslöser für dieses Buch war das Anhören eines Vortrags, den Oliver bei einem Event in Sedona / Arizona gehalten hat. Danach hatte ich den ganz starken Impuls, Oliver zu fragen, ob wir nicht gemeinsam ein Buch zu dem Thema machen wollten. Diesen Impuls habe ich erst einmal als vollkommen verrückt abgetan. Daraufhin kam immer wieder der Gedanke hoch: „Mach ein Buch mit Oliver!“ Irgendwann habe ich mir gedacht: „Okay, egal, ich schreibe ihm jetzt einfach eine Mail und das war's dann“. Umso erstaunter war ich, noch am gleichen Tag eine Antwort von ihm zu bekommen, in der er um einen Zoom-Call bat. Ohne Oliver und seine 90.10.-Technologie hätte ich dieses Buch nie geschrieben.

Oliver, ich danke dir für dein entgegengebrachtes Vertrauen und deine wundervolle Arbeit!

---

3 MedBeds sind medizinische Betten, mit denen man diagnostizieren und gleichzeitig behandeln kann, wie wir noch sehen werden.

Im vorliegenden Buch geht es um Bereiche, die für den ein oder anderen völlig neu und verrückt klingen mögen und die oft mithilfe der Logik nicht erfassbar, dafür aber umso erstaunlicher sind. Es geht um Frequenztherapie, Energiemedizin und um MedBeds, die auf Quantenphysik, Quantenmechanik, Quantenverschränkung und Quantenteleportation zurückzuführen sind.

Obwohl ich in den letzten Jahren auf diesem Gebiet eigene Erfahrungen machen konnte, bin ich keine Expertin für Quantenphysik und Quantenmedizin. Ich bin klassische Homöopathin und seit vielen Jahren mit Schwingungen beschäftigt. Für mich ist die klassische Homöopathie eine besondere Art der Schwingungsmedizin. In der Homöopathie erreicht man eine Steigerung der Lebenskraft/Energie durch den Vorgang des Potenzierens, der sogenannten Verschüttelung.

Die neue nicht-stoffliche Bewusstseinsmedizin – darunter fallen viele Frequenztherapien wie die Skalarwellen-[4] und die Lasertherapie – geht in eine ähnliche Richtung, die durchaus mit der Homöopathie vergleichbar ist. So kann heute das aufwendige Repertorisieren, wie man das Herausfinden des geeigneten Mittels in der Homöopathie nennt, ergänzt und irgendwann vielleicht ganz abgelöst werden.

Wovon sprechen wir, wenn wir über Quanten und Quantenmedizin reden?

Zum tieferen Verständnis machen wir einen kleinen Exkurs in die Quantenphysik. Ich kann sagen: Je tiefer ich in die Materie eingetaucht bin, desto spannender wurde das Ganze für mich.

4 Skalarwellen verstehen – Prof. Konstantin Meyl erklärt: https://gehtanders.de/skalarwellen/ (Juli 2022).

Quantenphysik

Jenseits unserer Alltagsrealität liegt eine atemberaubende Welt – ein Kosmos voller Geheimnisse, der vor ca. einhundert Jahren bei vielen Physikern (vgl. Werner Heisenberg: „Wer verstehen will, was die Welt im Innersten zusammenhält, muss etwas über ihre kleinsten Teilchen wissen.") das althergebrachte Bild dieser Welt ins Wanken gebracht hat: die Quantenphysik.

Die Quantenphysik befasst sich mit dem Verhalten und der Wechselwirkung kleinster Teilchen, anhand derer es möglich ist, die Vorgänge in der subatomaren Welt zu betrachten. Längst ist wissenschaftlich bewiesen, dass alle Materie im Endeffekt eine Manifestation energetischer Zustände ist, die mit bestimmten Frequenzen schwingen. Man kann sagen, dass das, was wir als Materie wahrnehmen, letztendlich nur verdichtete Energie ist. Alles – wir Menschen, aber auch jede Zelle als kleinster Baustein des Organismus, ja selbst das Universum – besteht aus Energie, die in einer spezifischen Frequenz schwingt. Von der physisch messbaren Energie bis zur Lichtgeschwindigkeit. Energie kann dabei nicht zerstört, sondern nur umgewandelt werden.

In der Quantenphysik existiert die Welt nicht unabhängig von uns – wir sind Mitschöpfer unserer Wirklichkeit. Die Elementarteilchen der Materie erscheinen, je nach Betrachtung, einmal als begrenzte Teilchen und einmal als sich ausdehnende Welle.

In der Quantenphysik wird alles als Energie und Schwingung beschrieben, da alle Teilchen auch Welleneigenschaften besitzen. Bei genauem Hinsehen trifft das auch auf uns Menschen zu. Wir sind unabhängige Individuen, vergleichbar mit den Teilchen. Jede unserer Handlungen breitet sich wie eine Welle in Raum und Zeit aus. Das Seltsame ist, dass die Gesetze der Quantenphysik (Quantenmechanik, Quantentheorie) für alles im Universum gelten – für das Atom und das subatomare Teilchen genauso wie für die Planeten und Sterne, für die feste Materie und uns Menschen.

In der Quantenwelt lassen sich Objekte oder Dinge merkwürdigerweise ungern auf einen einzigen Ort festlegen. Doch nicht nur dies. Es scheint, als wären die Objekte an mehreren Orten gleichzeitig.[5] Die Quantenphysik will uns beweisen, dass das Ergebnis eines beobachteten Ereignisses vom Beobachter selbst und seinen Erwartungen beeinflusst werden kann. Und da ist dann noch die Sache mit der Katze.[6] Gemeint ist Schrödingers Gedankenexperiment, dem zufolge eine Katze sowohl tot als auch lebendig sein kann. Das alles erscheint total verrückt. Nichtsdestoweniger treffen Physiker seit über 75 Jahren anhand der Quantenphysik Vorhersagen darüber, wie sich Atome und subatomare Teilchen verhalten. Unzählige Experimente und Tests wurden viele Male wiederholt und konnten nie widerlegt werden. Es gibt buchstäblich Milliarden Beweise für die Quantenmechanik. Und gerade diese „verrückten" Gesetze bestimmen, wie unsere Welt im Innersten funktioniert.

Wer hat diese seltsamen Gesetze „erfunden" oder, besser gesagt, *ge*funden, die so widersprüchlich erscheinen? Anhand der physikalischen Gesetze der klassischen Mechanik konnten Physiker vor Auftreten der Quantenphysik das Verhalten gewisser Dinge genau vorhersagen, beispielsweise die Art und Weise, wie Planeten die Sonne umkreisen oder wie sich Wellen auf dem Wasser ausbreiten. Es schien perfekt, es ergab alles einen Sinn. Bis Anfang des 20. Jahrhunderts eine Gruppe von Wissenschaftlern sich mit radikal neuen Vorstellungen der physikalischen Wirklichkeit befasste. Darunter so berühmte Namen wie Max Planck, Albert Einstein, Werner Heisenberg, Niels Bohr, Erwin Schrödinger und David Bohm, um nur einige zu nennen.

---

5 Mehr zur Quantenverschränkung im nächsten Kapitel.

6 Schrödingers Katze, 3-Minuten-Video bei YouTube: https://www.youtube.com/watch?v=bitYXYlmT2Y&t=7s (Juli 2022).

Max Planck und Albert Einstein sind die Gründerväter der Quantentheorie. Es begann im Jahre 1900, als Max Planck das mathematische Gesetz der Wärmestrahlung eines schwarzen Körpers ableitete, wonach Licht sowohl eine elektromagnetische Welle als auch ein Teilchen sei. Das war revolutionär!

Albert Einstein wies 1905 nach, dass Licht aus Quanten besteht. Einstein hat zwar die Grundlagen für die Quantenphysik gelegt, konnte aber zeitlebens nicht ganz zu ihr stehen, da sie dem realistischen Weltbild widerspricht und besagt, dass es in der Quantenwelt einen Zufall gibt, der weit über das hinausgeht, was wir im täglichen Leben akzeptieren.

Einer der ganz Großen, vielleicht der Größte, ist Werner Heisenberg[7]. Heisenberg hat 1927 mit seiner Unschärferelation das Entscheidende zum Charakter der Quantenphysik beigesteuert. „Wer verstehen will, was die Welt im Innersten zusammenhält, muss etwas über ihre kleinsten Teilchen wissen", so Heisenberg. Quanten haben seltsame Eigenschaften: Solange ein Quant nicht gemessen wird, ist sein Zustand unbestimmt. Das nennt man „unscharf". Erst wenn man es beobachtet, also eine Messung stattfindet, nimmt ein Quant einen ganz bestimmten, nun definierbaren Zustand an. Die quantenmechanische Unschärfe ist ein von Heisenberg entdecktes Naturgesetz. Ausgearbeitet in der „Kopenhagener Deutung" von Werner Heisenberg und Niels Bohr. Laut Kopenhagener Deutung existieren weder der Impuls noch der Ort des Teilchens, solange keine Messung stattgefunden hat. Die Natur der Wirklichkeit ist unbestimmt. Das war es, was Einstein störte. Er war der Meinung, dass die Quantenmechanik nicht unbedingt inkorrekt, aber unvollständig sei. Sie würde nicht alles erfassen, was mit Gewissheit vorhergesagt werden kann. Wie sich später herausstellte, irrte Einstein in dieser Beziehung.

Das mysteriöse Verhalten der Quanten zeigte besonders das Doppelspaltexperiment auf.

---

7 Werner Heisenberg und die Frage nach der Wirklichkeit, BR-Dokumentation auf YouTube: https://www.youtube.com/watch?v=MbV4wjkYtYc (Juli 2022), Hans-Peter Dürr, Anton Zeilinger und Martin Heisenberg über Leben und Werk des großen Wissenschaftlers.

Es ist ein Experiment, das den Wellencharakter von Photonen[8] und Materieteilchen (Elektronen oder Protonen) demonstriert. Dieses Experiment liefert einen der Beweise für den Welle-Teilchen-Dualismus. Das kurze YouTube-Video „Dr. Quantum erklärt das Doppel Spalt Experiment“[9] stellt dieses Experiment kurz und anschaulich vor. Empfehlen kann ich auch die Arte-Doku „Der Stoff, aus dem der Kosmos ist“[10].

Diese kleinsten Teilchen nannte man, wie gesagt, später Quanten. Obwohl es schwerfällt, dieses Konzept zu akzeptieren, müssen wir den dualen Charakter der Quanten, gleichzeitig Welle und Teilchen zu sein, hinnehmen.

Nun haben wir gesehen, dass die Quantenphysik wirklich eine große Herausforderung für unser „normales“ Denken ist. Ursache und Wirkung sind aufgehoben. Quantenobjekte sind nicht zu orten, sie sind überall und nirgends, können nicht dingfest gemacht werden. Sie haben keinen bestimmten Aufenthaltsort bzw. keine bestimmte Richtung und Geschwindigkeit. Wie wir bereits gesehen haben, kann der Ort nur durch eine von Erwin Schrödinger gemachte „Aufenthaltswahrscheinlichkeitswelle“ (A-W-W) annäherungsweise bestimmt werden. Und es kommt noch besser, wie wir in dem Kapitel über die Quantenverschränkung sehen werden.

Bis heute können wir die Gesetze und Phänomene der Quantenmechanik nicht vollständig verstehen. Dennoch lässt sich die Welt damit präzise beschreiben. Auch lassen sich exakte Vorhersagen über das Verhalten von atomaren Teilchen machen. Erstaunlich ist, dass diese Vorhersagen so verlässlich, präzise und überprüfbar sind, dass ganze Technologien und Industrien darauf aufbauen. Mittlerweile haben sich aus den Formeln und Überlegungen von

8 Photonen sind die kleinsten Einheiten, die aus Licht bestehen. Sie sind Lichtquanten (Energie-Pakete), Teilchen ohne Masse, die sich mit Lichtgeschwindigkeit fortbewegen.

9 Dr. Quantum erklärt das Doppel Spalt Experiment, 3-Minuten-Video auf YouTube: https://www.youtube.com/watch?v=ip8cmyitHss&t=119s (Juli 2022).

10 Quantenmechanik (Der Stoff aus dem der Kosmos ist, 2011), YouTube-Video, u. a. mit Anton Zeilinger: https://www.youtube.com/watch?v=DZIAshPLvJc (Juli 2022).

Einstein, Heisenberg und Schrödinger auch praktische Anwendungen entwickelt.

So war Einsteins Arbeit zum Photoeffekt zentral für die Entwicklung des Lasers. Damit konnten Daten auf einer CD abgelesen und in elektrische Signale umgewandelt werden, die Töne und Musik erzeugten. Dass Laser sehr viel mehr können, als nur Daten abzulesen, geht auf die Arbeiten von Arthur Ashkin, Gérard Mourou und Donna Strickland zurück. Für ihre bahnbrechende Forschung zur Laserphysik erhielten sie 2018 den Nobelpreis für Physik.[11] Dank ihnen können heute Lichtstrahlen von hoher Intensität z. B. zum Schneiden einer Vielzahl von Materialien verwendet werden. Laser-Operationen in der Augenchirurgie sind heute Alltag, aber auch Tumore können mit Lasern behandelt werden. Die Pixel an unseren PCs und Smartphones werden, wenn wir die Geräte einschalten, anhand quantenmechanischer Prinzipien gesteuert. Auch die eingebauten GPS-Systeme auf dem Smartphone funktionieren nur, weil Atomuhren entwickelt wurden, die die Zeit durch quantenphysikalische Vorgänge mit unglaublicher Genauigkeit messen können, was eine Voraussetzung für eine exakte Ortung ist.

Weltweit arbeiten Forscher daran, neue Technologien aus der Quantenphysik abzuleiten. Vieles steht schon in den Startlöchern und eines ist sicher: Die Quantenmechanik wird eine immer größere Rolle spielen.

11 Artikel zur Preisverleihung in der NZZ: https://www.nzz.ch/wissenschaft/der-nobelpreis-fuer-physik-geht-an-arthur-ashkin-gerard-mourou-und-donna-strickland-fuer-ihre-forschung-in-der-laserphysik-ld.1423318 (Juli 2022).

Quantenverschränkung – Spuk aus der Ferne

Kommen wir nun zur Quantenverschränkung, einem weiteren Phänomen, welches erst einmal total verrückt erscheint. Dabei ist die Verschränkung eines der faszinierendsten und wichtigsten Phänomene der Quantenphysik. Erwin Schrödinger hat den Begriff „Quantenverschränkung" eingeführt. Für die Informationsübertragung ist sie von herausragender Bedeutung. Allerdings lässt sich die Verschränkung mit der klassischen Physik weder vereinbaren noch verstehen.

Dass die Quantenwelt kurios erscheint, haben schon viele quantenphysikalische Experimente gezeigt. Zwei verschränkte Teilchen bleiben über beliebige Distanzen wie durch Zauberhand miteinander verbunden.[12] Sie sind verschränkt, haben perfekt definierte gemeinsame Eigenschaften. Wenngleich Lichtjahre entfernt, verändern sich beide buchstäblich im gleichen Moment. Das heißt, zwei oder auch mehr Teilchen sind derart miteinander verschränkt, dass jede Änderung an einem Teilchen augenblicklich auch das andere Teilchen beeinflusst. Es scheint, dass ein verbundenes Teilchen auf magische Art und Weise davon Kenntnis hat, dass sich bei dem anderen Teilchen etwas verändert hat.

Es gibt aber nichts Offensichtliches, das diese beiden Teilchen verbindet.

12 Erklärung zur Quantenverschränkung, 3-Minuten-Video auf YouTube: https://www.youtube.com/watch?v=mFWOuSKTtS8 (Juli 2022).

Bisher kannte man nur das Prinzip von Ursache und Wirkung und die Wirkung war klar vorauszuberechnen. Das Phänomen der Verschränkung ist heute wissenschaftlich anerkannt, hat aber seinerzeit das feste Gebäude der Physik zum Einsturz gebracht. Selbst Jeff Kimbley, ein renommierter US-amerikanischer Quantenphysiker, beschreibt sie humoristisch: „Verschränkung ist, wenn das eine Teilchen gekitzelt wird und das andere lacht."

Was die Quantenverschränkung angeht, so hat Einstein sie als „spukhafte Fernwirkung" (sogenannte Nicht-Lokalität) abgetan. Sie widerspräche dem gesunden Menschenverstand. John Bell hat die Patt-Situation um dieses Thema der „spukhaften Fernwirkung" beendet und Einstein widerlegt. Bell: „Bohr war inkonsequent, unklar, absichtlich unklar und hatte Recht. Einstein war konsequent, klar, bodenständig und falsch."

1993 ist es Prof. Dr. Anton Zeilinger und seinem Team erstmals gelungen, ein Photon zu teleportieren. Seither hat er den Spitznamen „Mr. Beam" (engl. beamen = teleportieren). Er übertrug den exakten Quantenzustand eines Lichtteilchens auf ein anderes. Es ging also um eine sehr spezielle Form der Datenübertragung. Zeilinger kommentiert hierzu: „Das Spannende an der quantenphysikalischen Teleportation ist ja, dass wir nur die Eigenschaften eines Systems übertragen und nicht die Materie, aus der das System besteht. Und trotzdem können wir behaupten, dass das, was man dann an diesem Ort hat, an den man das teleportiert, das Original ist. Das weckt natürlich ganz tiefe philosophische Fragen."[13]

2004 gelang es dann, Teilchen in einem Experiment über die Donau zu teleportieren, was immerhin einer Strecke von 600 m entspricht. Später dann schafften sie eine Teleportation in 75 Sekunden von La Palma nach Teneriffa (143 km), was zeigt, dass Entfernung keine Rolle spielt. Zeilinger ist jedoch der Meinung, dass es in nächster Zeit nicht möglich sein dürfte, einen ganzen Menschen zu teleportieren. Er hat dieses Phänomen der Verschränkung anhand eines in „Nature

---

13 Prof. Dr. Anton Zeilinger im Interview mit Iska Schregelmann vom Bayerischen Rundfunk PDF (31.01.2012): https://www.br.de/fernsehen/ard-alpha/sendungen/alpha-forum/anton-zeilinger-gespraech100.html

Physics" und anderen wissenschaftlichen Magazinen veröffentlichten Experimenten eindrucksvoll präsentiert.[14]

Zeilinger ist mit seinem Experiment des Teleportierens, also des Beamens berühmt geworden. Die Übertragung bzw. das Beamen von Menschen oder Dingen ist heute noch Science-Fiction. Aber die Informationsübertragung zwischen Quantencomputern wird heute bereits angewendet. Dafür hat Zeilinger den Grundstein gelegt und prophezeit sogar: „Wir können davon ausgehen, dass die Welt tatsächlich so verrückt ist, wie Einstein hoffte, dass sie es nicht ist." Große öffentliche Aufmerksamkeit erlangte Prof. Dr. Zeilinger durch den Physik-Nobelpreis im Jahr 2022, den er neben Alain Aspect und John Claus für seine langjährige bahnbrechende Forschung erhalten hat.

Für Schrödinger war die Quantenverschränkung das wesentliche Charakteristikum der Quantenphysik. Er bezeichnete es als das Kriterium, das uns zwingt, von allen liebgewordenen Vorstellungen, wie die Welt beschaffen ist, Abschied zu nehmen. Eine starke Aussage!

> *„Dieses bewunderungswürdige System aus Sonne, Planeten und Kometen konnte nur aus dem Ratschluss und der Herrschaft eines intelligenten oder allmächtigen Wesens hervorgehen."*
>
> Isaac Newton – Physiker, Astronom und Mathematiker

Viele Quantenphysiker haben sich im Laufe ihres Lebens mehr und mehr philosophischen Überlegungen zugewandt.

Einer, dessen Lebensleistung aus Sicht der Wissenschaft schwer zu würdigen war und der immerhin einer der führenden theoretischen Physiker seiner Zeit war, ist der Quantenphysiker David Bohm.[15]

---

14 Zeilingers Experiment auf Scinexx: https://www.scinexx.de/news/technik/quantenphysik-neuer-rekord-beim-verschicken-geheimer-botschaften/ (Juli 2022).

15 Bohm, David, Die Implizite Ordnung: Grundlagen eines ganzheitlichen Weltbildes, Crotona Verlag, Amerang 2018.

1947 wurde Bohm Assistenzprofessor an der Princeton University, an der zu dieser Zeit auch Albert Einstein forschte. Während seiner Lehrtätigkeit entstand ein Buch über Quantentheorie, das Einstein als eine der klarsten Darstellungen auf diesem Gebiet würdigte. Bohm leistete zeitlebens bedeutende Beiträge zur Physik, obwohl ihm die Physik auf der Suche nach der Wahrheit keine ausreichenden Antworten geben konnte. Berühmt geworden ist Bohm auch durch seinen intensiven Austausch mit dem indischen Philosophen Jiddu Krishnamurti. Die Schriften, die daraus entstanden, sind für die Zukunft der Menschheit bemerkenswert und haben ihn zu einer Kultfigur für viele Zeitgenossen gemacht. In seinem Buch „Physik und Freiheit" beschrieb David Edmund Moody den außergewöhnlichen Gedankenaustausch der beiden Denker.[16]

Bereits Max Planck stellte sich die Frage, ob es einen Widerspruch zwischen Religion und Naturwissenschaften gibt. Er kam zu dem Schluss, dass es nirgends einen Widerspruch gibt, nur volle Übereinstimmung.[17]

> *„Religion und Naturwissenschaft – sie schließen sich nicht aus, wie manche heutzutage glauben oder fürchten, sondern sie ergänzen und bedingen einander. Wohl den unmittelbarsten Beweis für die Verträglichkeit von Religion und Naturwissenschaft auch bei gründlich-kritischer Betrachtung bildet die historische Tatsache, daß gerade die größten Naturforscher aller Zeiten, Männer wie Kepler, Newton, Leibniz von tiefer Religiosität durchdrungen waren."*
>
> Max Planck – Physiker

Auch Werner Heisenberg ist zu der Erkenntnis gelangt, dass das Ganze in den Blick genommen werden muss, welches uns alle zu

16 Moody, David Edmund, Physik und Freiheit: Ein außergewöhnlicher Gedankenaustausch zwischen David Bohm und J. Krishnamurti, Crotona Verlag, Amerang 2019.

17 Max Planck: „... denn die Materie bestünde ohne den Geist überhaupt nicht.", 3-Minuten-Video auf YouTube: https://www.youtube.com/watch?v=f0LOfrbnRhc (Juli 2022).

einer Einheit verbindet. So heißt denn auch der Titel seiner Autobiografie „Der Teil und das Ganze“[18].

Nils Bohr wurde auch philosophisch: „Immer zugleich Zuschauer und Mitspieler sein im großen Drama des Lebens“.

Und Anton Zeilinger rief seinen Physikerkollegen und -kolleginnen zu: „Wir brauchen einen Immanuel Kant der Quantenphysik!“ – „Der Immanuel Kant hat so etwas geliefert wie eine philosophische Basis für die klassische Physik und wir brauchen einen Immanuel Kant für die Quantenphysik. Wir brauchen jemanden, der uns einen neuen Weg zeigt. Dass der Weg nicht leicht sein wird, ist klar, denn wir suchen ihn immerhin schon fast ein Jahrhundert lang.“[19]

---

18 Heisenberg, Werner, Der Teil und das Ganze: Gespräche im Umkreis der Atomphysik, Piper Verlag, München 2001.

19 „Wir brauchen einen Immanuel Kant der Quantenphysik!“ (2006), Interview mit Anton Zeilinger aus dem Jahr 2006 auf YouTube: https://www.youtube.com/watch?v=AoJ9L46-9PE&t=1348s (Juli 2022).

Wie viel Einstein steckt in Star Trek?

Erinnern Sie sich noch an die Serie „Star Trek" von Gene Roddenberry in den 70er-Jahren? In Deutschland wurde die Fernsehserie Star Trek unter dem Titel „Raumschiff Enterprise" ausgestrahlt. Star Trek wurde eine der erfolgreichsten Serien der Film- und Fernsehgeschichte. Sie spielt auf der Erde und im Weltraum des 23. Jahrhunderts und zeigt uns Möglichkeiten auf, wie die irdische Zukunft aussehen könnte.

Die Technologien, wie sie in Star Trek dargestellt wurden, waren wegweisend. Gene Roddenberry hatte immer schon Wert daraufgelegt, eine zumindest theoretisch mögliche Technik zu zeigen.

Dr. Hubert Zitt[20], Informatiker an der Hochschule Kaiserslautern, bekräftigt, dass ohne die Erkenntnisse von Albert Einstein die Serie Raumschiff Enterprise nicht funktionieren würde und dass viele Technologien, die bei Star Trek gezeigt werden, auf den Erkenntnissen von Albert Einstein basieren! Da sind z. B. die Tarnvorrichtung der Klingonen zu nennen, der Materie/Antimaterie-Reaktor, die künstliche Schwerkraft und natürlich der Warp-Antrieb. Eine schöne Anekdote am Rande ist, dass der Physiker und Nobelpreisträger höchstpersönlich in zwei Star Trek-Folgen als künstlich generierte Figur im „Holodeck" auftrat.

Neben gesellschaftlichen Themen faszinierte mich bei Star Trek vor allem die zukunftsweisende Technologie. Viele der Technik-Visionen von Gene Roddenberry sind Wirklichkeit geworden und heute fester Bestandteil des Alltags.[21] Besonders beeindruckend

20 Ich komme später noch auf Dr. Zitt zurück.

21 Z. B. im Zusammenhang mit dem Klapphandy von Motorola oder dem iPad-Touchscreen.

fand ich die Krankenstation auf der Enterprise, wurde doch dort bereits mit sogenannten MedBeds gearbeitet, die sowohl diagnostizieren als auch therapieren konnten. So ist es nicht verwunderlich, dass die Medizintechnik weitaus effizienter und fortschrittlicher als unsere heutige Technologie im Film dargestellt wurde. Ein Teil von Gene Roddenberrys Vision war es, ein Science-Fiction-Universum zu entwickeln, in dem fast alles, selbst die schwerste Krankheit, durch Quantentechnologie überwunden werden konnte.

Wie hat die Science-Fiction von Star Trek die Medizintechnik beeinflusst?

Eine der innovativsten Technologien, die in Star Trek gezeigt wurde, war – neben den einzigartigen Möglichkeiten der Überlichtgeschwindigkeit und des Beamens – das Konzept eines computergestützten Krankenbetts. Auf der Enterprise konnten die Ärzte mithilfe der Raumfahrttechnologien und der medizinischen Zukunftsvisionen nicht nur Krankheiten erkennen, sondern auch die wichtigsten Vital-Funktionen überwachen und analysieren. Dieses Konzept inspirierte Wissenschaftler der Universität Leicester (England) dazu, eine Krankenstation zu entwickeln, die einen Schritt in Richtung des Star Trek-Diagnosebettes darstellt.[22] Verschiedenste Forscher der Universität aus den Bereichen Weltraumforschung, Notfallmedizin und Chemie arbeiteten mit Kollegen aus den Bereichen Herz-Kreislauf-Medizin, Infektiologie, Immunologie, Physik und Astronomie, Ingenieurwesen, IT-Diensten und dem Leicester Royal Infirmary (Königliche Krankenstation) zusammen, um ein komplexes, multifunktionales Diagnosebett aufzubauen.

Der tragbare medizinische „Tricorder“ aus Star Trek lieferte in der Serie auf der Stelle alle Vitalparameter und eine fertige Diagnose. Solch ein Tricorder könnte eine neue Ära in der Medizin einläuten. Patienten wären in der Lage, sich selbst zu scannen, um sofort eine Diagnose und eine Liste mit Therapievorschlägen zu erhalten.

---

22 Diagnostic Development Unit (DDU), University of Leicester: https://www.youtube.com/watch?v=jp3bXZWA6lg (Juli 2022).

Der Schöpfer von Star Trek, Gene Roddenberry, starb 1991. Seine Asche wurde – wo denn sonst? – mithilfe der NASA im All verstreut. Es ist bemerkenswert, dass die NASA den 100. Geburtstag des verstorbenen Gene Roddenberry mit einem speziellen Programm gewürdigt hat.

„NASA Helps Celebrate Star Trek Creator Gene Roddenberry's Centennial"[23]

(Die NASA feiert den hundertsten Geburtstag von Star Trek-Schöpfer Gene Roddenberry).

Auch heute noch lebt der Geist von Star Trek in vielen Wissenschaftlern weiter. Einer davon ist, wie bereits erwähnt, Dr. Hubert Zitt, der sich gerne Science-Fiction-Experte nennt und Star Trek-Vorlesungen hält. Zitt hat es sich zur Aufgabe gemacht, die in den Filmen vorkommende Technologie und die Hintergründe unterhaltsam und zugleich anspruchsvoll zu präsentieren. Er vergleicht die Star Trek-Technologie mit dem heutigen Stand von Wissenschaft und Technik. Was im späten 20. Jahrhundert noch Visionen von Science-Fiction-Autoren waren, ist heute – zumindest teilweise – Realität geworden. An der Technischen Hochschule Rosenheim hielt er einen Vortrag mit dem Titel „Star Trek: Wie aus technischen Visionen Realität wird". Empfehlenswert ist das wirklich kurzweilige und amüsante YouTube-Video[24] dieses Vortrags.

In diesem Video bekommt man eine Ahnung davon, wie fortschrittlich die Technik auf der Enterprise bereits war. In der Serie spielten schon 1966 sogenannte 8-Zoll-Disketten eine Rolle. Diese 8-Zoll-Diskette wurde aber erst 1971 erfunden. Das erste Klapphandy von Motorola wurde dem Kommunikator von Raumschiff Enterprise nachempfunden. Auch die Mensch-Computer-Interaktion war auf der Enterprise selbstverständlich. Die Mannschaft der Enterprise hatte Padds (Personal Access Display Device), die mittels Touchscreens bedient wurden. Es war auch normal, dem Computer

---

23 Artikel auf der NASA-Website: https://www.nasa.gov/press-release/nasa-helps-celebrate-star-trek-creator-gene-roddenberrys-centennial (Juli 2022).

24 Live aus dem Hörsaal „Urknall, Weltall und das Leben", Vorlesung Hubert Zitt „Star Trek: Wie aus technischen Visionen Realität wird" auf YouTube: https://www.youtube.com/watch?v=VuCCbZQzmYU&t=1610s (Juli 2022).

mündlich Befehle zu erteilen. Jetzt, nach 50 Jahren, sind wir auch hier endlich soweit, mit einem Computer zu reden und Befehle zu erteilen, wie wir das aus Star Trek bereits kennen. Ein Beispiel dafür ist „Alexa" von Amazon.

Dr. Zitt hat vor vielen Jahren an einer Universität in den USA eine ganz reguläre Vorlesung über die Physik von Star Trek gehalten. In dem Vortrag ging es um klassische Physik, Relativitätstheorie und Quantenphysik – und das alles erklärt an Beispielen aus Star Trek. Man kann sich jetzt fragen, warum ausgerechnet Star Trek. Dr. Zitts Antwort: „Mich hat Star Trek schon als Kind fasziniert. Später habe ich dann gemerkt, dass die Technologie in diesen Serien wissenschaftlich Hand und Fuß hat. Der Leitsatz von Star Trek war, nur Technologien zu zeigen, die zumindest theoretisch möglich sein könnten." Das unterscheidet Star Trek von vielen anderen Science-Fiction-Produktionen. Wissenschaft und Technik wurden durch Star Trek inspiriert. Zitt ist davon überzeugt, dass vieles, was jetzt noch utopisch erscheint, in ein paar Jahren Alltag sein wird. Das Sprechen mit Computern funktioniert noch nicht wie bei Star Trek, aber in der Entwicklung ist es schon längst.

Wer kennt nicht die bekannte Anweisung von Captain Kirk an Scotty, seinen Bordingenieur, „Beam me up, Scotty"? Beim Beamen geht es um den körperlichen Transfer eines Menschen. Nach Zeilinger sind wir noch lange nicht soweit, obwohl einzelne Quanten schon mehrmals erfolgreich von einem Ort zum anderen gebeamt bzw. teleportiert worden sind.

Das Beamen des Enterprise-Transporters widerspricht nicht den Grundprinzipien der Natur, wie sie uns heute bekannt sind. Diese erstaunliche Meinung vertritt Prof. Dr. Metin Tolan von der TU Dortmund. Mit seinem Werk legt er die bis dato umfassendste Textsammlung deutschsprachiger Star Trek-Forschung vor und gelangt zu wahrhaft galaktischen Erkenntnissen.[25]

25 Tolan, Metin, Die STAR TREK Physik: Warum die Enterprise nur 158 Kilo wiegt und andere galaktische Erkenntnisse, Piper Verlag, München 2016.

Quantenmedizin in der Praxis

Dr. Sigrid Teupe ist eine Vorreiterin auf dem Gebiet der Energie- und Frequenztherapie. Sie ist Internistin und erste Vorsitzende der 2007 gegründeten Deutschen Gesellschaft für Frequenztherapie.[26] Durch jahrelange Forschungsarbeit ist sie zu der Erkenntnis gekommen, dass die Frequenztherapie für die Medizin der Zukunft von entscheidender Bedeutung ist. Die Erfahrungen so bekannter Physiker wie Albert Einstein, Burkhard Heim, Prof. Alfred Popp usw. haben sie in ihrem Forschergeist beflügelt, und so hat sie im Laufe der Jahre die Quantenphysik in ihre Medizin integriert und eine moderne Form der Energiemedizin entwickelt.

„Die Schulmedizin funktioniert sehr gut bei akuten Zuständen, aber bei den chronischen Krankheiten versagt sie. Bei chronischen Krankheiten ist die moderne Energiemedizin der Schulmedizin um einiges voraus", so Teupe im Gespräch in einem Studiotalk.[27]

Der Mensch besteht aus elektromagnetischen Feldern und Frequenzen, die durch Informierung entsprechend geändert werden können. Heilungsprozesse lassen sich dadurch gezielt in Gang setzen. In jeder einzelnen Zelle laufen unzählige chemische Reaktionen ab, ausgelöst durch elektromagnetische Impulse. Zellen haben ein Gedächtnis und lassen sich mittels der Frequenztherapie umprogrammieren.

---

26 Deutsche Gesellschaft für Frequenztherapie: http://www.dgfft.eu (Oktober 2020).

27 Dr. Sigrid Teupe über Frequenztherapie in der modernen Medizin im raum&zeit Studiotalk mit Robert Stein auf YouTube: https://www.youtube.com/watch?v=PMuo8tWx8dU (Juli 2022).

Ein wichtiges Vorbild für die Arbeit von Frau Dr. Teupe war der japanische Wissenschaftler Masaru Emoto, der in seiner Forschung zeigte, dass auch Wasser Gedanken und Gefühle aufnehmen und speichern kann.[28]

Dr. Teupe gelang es, mit der von ihr entwickelten Frequenztherapie Wasser zu programmieren und so mittels eines Lasers das Quantenfeld des Wassers zu beeinflussen. Auf diese Weise konnte Dr. Teupe Krankheiten wie Hepatitis C, Multiple Sklerose, Borreliose, Diabetes, Depressionen usw. erfolgreich behandeln.

Frau Dr. Teupes Arbeiten stießen, wie nicht anders zu erwarten war, auf ziemliche Gegenwehr. Es gab Bestrebungen, ihre Arbeit im Keim zu ersticken. Zum Glück konnte dies mithilfe prominenter Freunde im Ausland verhindert werden. Mittlerweile arbeiten viele Ärzte mit dieser Methode und ein Netzwerk in Deutschland und Österreich ist entstanden.

28 Emoto, Masaru, Die Botschaft des Wassers – Das Vermächtnis, EchnAton Verlag, Ramerberg 2021.

Wirklich immer zum Wohle des Menschen?

Man darf sich fragen, warum Wissenschaftler, Ärzte und Heilpraktiker, die sich erfolgreich alternativer Heilungsmethoden in Gestalt von Quantenheilung, aber auch der Homöopathie mit ihrem über 200-jährigen Erfahrungsschatz bedienen, in der Presse und bei Ärztekollegen oft als Scharlatane verunglimpft werden. Was steckt dahinter und wer hat ein Interesse daran? Es sollte doch immer das Wohl des Menschen im Mittelpunkt stehen. Genau das ist allem Anschein nach aber nicht der Fall.

Natürlich tragen auch solch radikale Aussagen wie jene, dass der Mensch erkennen muss, dass er Meister seines Schicksals ist und Krankheiten immer Ausdruck eines fehlenden Bewusstseins sind, zu diesem Missverständnis bei. Leider ist das keine Seltenheit bei selbst ernannten Heilern und Pseudotherapeuten. Kein Mensch möchte krank sein und mit solchen Aussagen wird ein enormer Druck auf kranke und leidende Menschen ausgeübt. Das ist definitiv nicht der richtige Weg!

Es ist heute schwer, echte Heilkunst von reiner Geschäftemacherei zu unterscheiden. Eine diesbezügliche Recherche ist aufwendig und erfordert in nicht wenigen Fällen eine gesunde Intuition.

Diese neuen Entwicklungen werden im Mainstream oft der Lächerlichkeit preisgegeben. Bisweilen wird dort mit sehr untergriffigen Methoden gearbeitet. Auch Kapazitäten wie der Quantenphysiker Anton Zeilinger haben sich kritisch bis abfällig über diese neuen Methoden sowie auch über die Homöopathie geäußert. Da aber nun mal die Homöopathie nachweislich seit über 200 Jahren heilen konnte und die Homöopathie in Indien Volksmedizin ist, könnte man die Aussagen Zeilingers mit Recht anzweifeln.

Ganz anders sieht das der sehr bekannte Quantenphysiker Nassim Haramein, der in seinen Vorträgen[29] auf die Widersprüche der gegenwärtigen Wissenschaftstheorien hinweist und Physik, Spiritualität und Bewusstsein verbindet. Er hält weltweit Vorträge über die „neue Physik" und erforscht die grundlegende Geometrie des Universums. Empfehlenswert sind seine YouTube-Vorträge und Filme. Sie sind kurzweilig und humorvoll. Im Film „Thrive"[30] kommt er zu Wort. Dieser Film beeindruckte Menschen auf der ganzen Welt.

Weiterer Filmtipp: Nassim Haramein, *„The Connected Universe".*[31]

Nassim Haramein ist Gründer der Non-Profit-Stiftung „The Resonance Project". In dieser Stiftung forscht er mit Kollegen am Einheitsfeld.

> *„Das Bewusstsein kann nicht physisch berücksichtigt werden. Denn das Bewusstsein ist absolut grundlegend. Es kann nicht mit anderen Worten erklärt werden. Die wahrgenommene Vielheit ist nur Schein, sie besteht in Wirklichkeit gar nicht."*
>
> Erwin Schrödinger – Quantenphysiker und Wissenschaftstheoretiker

Erwin Schrödinger wagte einen Ausflug ins fachfremde Gebiet der Biologie. Eigentlich würde man von einem Wissenschaftler erwarten, „dass er von einem Thema, das er nicht beherrscht, die Finger lässt". Doch im „Streben nach einem ganzheitlichen, alles umfassenden Wissen" sei es mitunter unverzichtbar, so der Nobelpreisträger weiter, dass „einige von uns sich an die Zusammenschau von

29 Haramein, Nassim, Die Entschlüsselung des Universums – Der Schlüssel kam zur rechten Zeit, Hesper Verlag, Saarbrücken 2011.

30 Der Film „Thrive": http://www.thrivemovement.com/store, auch auf Deutsch bei YouTube: https://www.youtube.com/watch?v=k4lv_3hcE9o&t=54s (Juli 2022).

31 Trailer zum Film „The Connected Universe" auf YouTube: https://www.youtube.com/watch?v=KW0gbuBD4nE (Juli 2022).

Tatsachen und Theorien wagen, auch wenn ihr Wissen teilweise aus zweiter Hand stammt und unvollständig ist – und sie Gefahr laufen, sich lächerlich zu machen“[32].

Schrödinger hat sich ganz sicher nicht lächerlich gemacht. Stattdessen wird deutlich, dass selbst die berühmtesten Quantenphysiker sich nicht darüber einig waren, wo die Grenzen der Quantenphysik liegen. Vielleicht ist in Wirklichkeit alles viel grenzenloser, als wir ahnen.

Und zum Schluss dieses Kapitels noch der Hinweis auf ein gutes Buch, das Brücken baut: „Quantenphysik für Hippies“[33], welches auf überaus witzige Weise von zwei Quantenphysikern geschrieben wurde. Bob, ein spirituell angehauchter Hippie, trifft auf die schlagfertige Alice, die den ganzen Tag von Quantenphysik träumt. Diese scheinbar zufällige Begegnung ist der Beginn einer atemberaubenden Reise in die Natur der Wirklichkeit.

Wir sehen also, dass auf dem Gebiet der Quantenphysik die Meinungen stark auseinandergehen.

---

32 Artikel „Was ist Leben?“ über Erwin Schrödinger auf nd-aktuell: https://www.nd-aktuell.de/artikel/1101908.erwin-schroedinger-was-ist-leben.html (Juli 2022).

33 Dr. Neumeier, Lukas/Dr. Douglas, James, Quantenphysik für Hippies, Selbstverlag 2019.

Disruption – Revolution statt Evolution

Wir stehen global vor einer Neuausrichtung, vor einer Zeitenwende. Diese wird unzählige Innovationen in vielen Bereichen und Branchen mit sich bringen.

Was ist Disruption? Das Wort „Disruption“ bzw. „to disrupt“ kommt aus dem Englischen und bedeutet auf Deutsch: durcheinanderbringen, auf den Kopf stellen, unterbrechen, stören, auseinanderreißen, zerreißen, zertrennen, auseinanderbrechen, zerbrechen, zerspalten, sprengen…

„Disruptive Technologien sind Innovationen, die die Erfolgsserie einer bereits bestehenden Technologie, eines bestehenden Produkts oder einer bestehenden Dienstleistung ersetzen oder diese vollständig vom Markt verdrängen und die Investitionen der bisher beherrschenden Marktteilnehmer obsolet machen.“[34]

Eine disruptive Innovation ist also nicht einfach eine Weiterentwicklung eines bereits auf dem Markt befindlichen Produkts, sondern eine komplett neue Entwicklung mit gänzlich neuen Ansätzen. Nicht selten geht sie mit einer Zerstörung bestehender Strukturen einher. Das entsprechende Motto könnte daher lauten: Revolution statt Evolution – Schöpferische Zerstörung: Neues entsteht unter Zerstörung von Altem. Als der zentrale wissenschaftliche Revolutionär seiner Zeit soll Einstein angeblich dem Grundsatz „Wenn eine Idee nicht zuerst absurd erscheint, taugt sie nichts“ gefolgt sein. Seine Theorien sind ein ideales und modernes Beispiel.

34 Danneels, Erwin, Disruptive Technology Reconsidered: A Critique and Research Agenda, Wiley Online Library: https://doi.org/10.1111/j.0737-6782.2004.00076.x (Juli 2022).

Woran erkennt man eine bevorstehende Disruption? Ein erstes Signal für eine bevorstehende Disruption in der Wirtschaft ist dann gegeben, wenn die Personen, die Neuentwicklungen vorantreiben, aus anderen Wirtschaftssektoren kommen. Sie beginnen oft im Kleinen, in sogenannten Start-ups, und die Intention besteht nicht unbedingt darin, Bestehendes zu zerstören. Es ist nur so, dass diese Neuentwicklungen die bisherigen Produkte, Abläufe und Arbeitsweisen derart optimieren, dass sie das Alte verdrängen.

Disruption gab es schon lange vor dem Zeitalter der Digitalisierung.

Der Kühlschrank ist ein Musterbeispiel für eine disruptive Innovation. Die Entwicklung des Kühlschranks revolutionierte die Haltbarkeit von Lebensmitteln und ersparte den Menschen das Aufbewahren in gemeinschaftlich genutzten Kühlhäusern oder das aufwendige Horten von Eisplatten. Vor der Erfindung des Kühlschrankes gehörte das Eisbrechen zum Alltag, um Lebensmittel daheim kühl lagern zu können. Diese Eisplattenhersteller waren aber an der Entwicklung des Kühlschranks nicht beteiligt, genauso wenig wie die Pferdekutscher beim Übergang zum Automobil.

Apropos Automobilbranche: Sie befindet sich gerade in einer heißen Phase der Umstrukturierung. Ob diese Umstrukturierung Früchte tragen wird, wird sich noch herausstellen.

Aber auch die Digitalisierung der Fahrzeuge, z. B. für das autonome Fahren, ermöglicht eine ganz neue Art der Fortbewegung. „Der Fahrer von morgen ist ein Computer, der die Jobs der Taxi- und Berufskraftfahrer überflüssig machen wird."[35] Unsicher ist allerdings, was uns all das in Zukunft bringen wird. Die Impulse für die disruptiven Innovationen kommen nicht aus der Automobilbranche selbst, sondern von Tech-Unternehmen wie Google.

Beobachten wir gerade den Niedergang der Automobilindustrie? Die spannende Frage wird sein: Was kommt danach? Hanfautos aus dem 3D-Drucker? Alles Zukunftsmusik? Die kanadische Firma Hempearth stellte kürzlich das weltweit erste Flugzeug vor, das

35 Artikel „Zukunft des Vertriebs" mit bekannten Beispielen für disruptive Technologien, auf Hubspot: https://blog.hubspot.de/sales/disruptive-innovation (Juli 2022).

komplett aus Hanf gebaut wurde: von den Wänden des Flugzeugs bis zu den Tragflächen, aber auch Sitze und Kissen. Selbst der Antrieb erfolgt durch Hanf-Biokraftstoff.[36]

Ein anderes bekanntes „Opfer“ einer disruptiven Technologie ist Nokia. Der einstige Marktführer wurde vom Erfolg des Smartphones vom Markt gefegt. Smartphones sind moderne Alleskönner und die Anwendungen scheinen fast grenzenlos. Dank ihrer Apps sind sie Telefone, Foto- und Videokameras, Spielkonsolen, Notizbücher, Pulsmesser, Musikanbieter, Informationsmedium, Zahlungsmittel usw.

Kodak erging es ähnlich wie Nokia. Kodak wurde ein Opfer der digitalen Fotografie. airbnb bringt die Hotelbranche in Bedrängnis und bietet mehr Betten und Übernachtungsmöglichkeiten an als die größten Hotelketten, dabei besitzt airbnb kein einziges Hotel.

Auch das Finanzsystem steht vor einer großen Wende. PayPal revolutionierte das Online-Payment. Jedoch gehört die Zukunft den digitalen Währungen und der Blockchain. Heute steht der Umgang mit Daten im Vordergrund. Digitalisierung und Blockchain-Technologie werden Bestehendes ablösen. Der Bertelsmann-Verlag beendete die Produktion des „Brockhaus“, weil das Internet und die kostenfreie Wikipedia-Plattform mit einem schier unendlichen Wissensschatz aufwarten und das Drucken von Enzyklopädien somit ersetzen. Und auch da geht es immer weiter und das Ende der Fahnenstange ist noch lange nicht erreicht. Der nächste disruptive Schritt steht bereits ins Haus: Durch Sprachassistenten wie „Siri“ oder „Alexa“ werden alle benötigten Informationen per Spracheingabe gesucht. Das erinnert an den allwissenden und omnipräsenten Computer aus Star Trek.[37]

Der Leitsatz der Disruption, wonach neue Innovationen unablässig etablierte Produkte obsolet machen, realisiert sich mit Riesengeschwindigkeit.

---

36 Erklärung und Beispiele für disruptive Technologien, 2-Minuten-Video auf YouTube: https://www.youtube.com/watch?v=ASYt_dHneSc (Oktober 2022).

37 Artikel über Voice Search Marketing: https://startupwissen.biz/voice-search-marketing/ (Juli 2022).

Wie anhand verschiedener Industrien des letzten Jahrhunderts ausreichend erforscht und festgestellt wurde, verschwinden bei einer Disruption bis zu 80 Prozent der vorher dominierenden Unternehmen. Welche Systeme befinden sich gerade in Auflösung oder Umstellung? Automobilindustrie, Medizinsektor, Finanzsektor, Arbeit (z. B. Homeoffice), um nur einige zu nennen. Und was erwartet uns jetzt? Gibt es bereits Anhaltspunkte, wohin die Reise geht?

Neulich las ich in einem Newsletter des Cashkurs-Onlinemagazins folgendes: „Gute Gesundheit ist wahrer Reichtum"[38]. Ein neuer Weg, der Milliarden verspricht, sind Digitale Therapien, kurz DTx. Apps auf Tablet, Smartphone & Co. Ein Milliardenmarkt, in den immer mehr Unternehmen einsteigen. Gesundheit – ein Milliardengeschäft?

Einen aus meiner Sicht guten Weg geht z. B. Kaia Health[39], ein mehrfach prämiertes Unternehmen, das digitale Therapie-Apps für zu Hause anbietet. Ich befürworte generell Therapien, die uns in die Unabhängigkeit bringen und uns helfen, wieder ein Gespür für den eigenen Körper zu bekommen. Die Kaia-App bietet eine solche Hilfe an.

Bei vielen chronischen Krankheiten ist es wichtig, dass die Betroffenen regelmäßig Bewegungs- oder Atemübungen machen. Nicht immer ist dabei eine Unterstützung durch Therapeutinnen und Therapeuten möglich – zu Hause aber kann es vorkommen, dass die Übungen falsch ausgeführt werden. Kaia Health hat deshalb eine App mit Therapien für verschiedene chronische Krankheiten entwickelt. Mit einer Computer-Vision-Technologie kann die App die Übungen über die Handykamera kontrollieren und Hinweise zur Verbesserung geben. Darüber hinaus können die Anwenderinnen und Anwender mit ihren Therapie- und Arztpraxen interagieren. Bislang bietet die App Therapien für Rückenschmerzen und COPD (chronisch obstruktive Lungenerkrankung), weitere sollen folgen.

38 Artikel im Cashkurs-Magazin: https://www.cashkurs.com/meldungen/beitrag/digitale-therapien-dtx-smartphone-app-statt-tabletten-medizin (Juli 2022).

39 www.kaiahealth.de (Juli 2022).

Ich bin überzeugt, dass Gesundheit in den nächsten Jahren *das* zentrale Thema sein wird. Die Quantenphysik hat bereits in vielen Bereichen Einzug gehalten und wird zu weiteren neuen Entwicklungen führen. Viele Erkenntnisse aus der Quantenwelt bringen uns Technologien näher, die heute unvorstellbar erscheinen. Wir können gespannt sein.

> *„Seit Hippokrates Zeiten wurde eins aus guten Gründen nie infrage gestellt: Das Vertrauen des Heilsuchenden zu seinem Arzt. Ohne Zweifel ist diese Vertrauenskultur heute noch eine der Antriebsfedern der […] ärztlichen Profession. Die Kunst des Heilens bedingt nun mal eine Kultur des Vertrauens. Die grundsätzliche Erkenntnis, dass der Arzt häufig nur den Heilungsprozess anstoßen und fördern kann, die Heilung selbst aber aus der Natur und der Seele des Patienten geschieht, ist auch in Zeiten der Hightech-Medizin keineswegs aufgehoben."*[40]
>
> (K. Grünert, 2012)

Seit Beginn der Corona-Pandemie ist für viele Menschen gerade diese Vertrauenskultur in die Ärzteschaft gestört worden. Hier bahnt sich auch eine Disruption an, weg von der äußeren Autorität und hin zu mehr Eigenverantwortlichkeit und den Selbstheilungskräften des Körpers. Heute gibt es viele Möglichkeiten, diesen Heilungsprozess mithilfe der Quantenmedizin selbst anzustoßen und zu fördern. Optimal wäre es, wenn Ärzte dabei helfen könnten, diesen Prozess voranzubringen. Die Hightech-Medizin ist keineswegs aufgehoben, wird sich aber auch verändern, wie neue Innovationen bereits zeigen.

---

40 Gastbeitrag „Für eine Kultur des Vertrauens" auf zm online: https://www.zm-online.de/archiv/2012/08/meinung/fuer-eine-kultur-des-vertrauens/ (Juli 2022).

Dieses Jahrtausend ist das Jahrtausend der Frequenzen

Kommen wir zum praktischen Teil und schauen uns an, welche Innovationen es bereits heute im Medizinsektor gibt. Wie könnte die neue Medizin der Zukunft aussehen?

Quanten sind die Grundlage vieler modernster Technologien und Erfindungen – trotz ihres schwer nachvollziehbaren Verhaltens. Ab 1970 trat eine neue Generation von experimentierfreudigen Forschern hervor, die sich nicht mehr um die „Ungereimtheiten" der Quantenphysik kümmerten, sondern sich ausschließlich auf die Ergebnisse und die Anwendbarkeit in der Praxis fokussierten. Ab diesem Moment hatten Mikroprozessoren, Halbleiter-Elektronik, Laser und Nanotechnologie, Quanteninformatik, Quanten-Kryptografie, Quanten-Teleportation und Quanten-Computer Konjunktur.

In München hat die Energiemedizin bereits Einzug gehalten, wie ich eingangs bereits kurz erwähnt habe. Es klingt wie aus der Zukunft: Der Roboter ZAP-X[41], der in der Münchner Klinik Großhadern eingerichtet wurde, soll Gehirntumore in nur 30 Minuten auflösen. Was steckt dahinter?

Eine Hirntumor-OP dauert normalerweise ca. fünf Stunden, gefolgt von einem Tag Intensivstation, einer Woche stationärem Aufenthalt und acht Wochen Reha. Jetzt soll das alles in nur 30 Minuten und zu einem Bruchteil der üblichen Kosten vonstattengehen?

Entwickelt wurde der ZAP-X von dem Erfinder Dr. John Adler von der Johns Hopkins University. Der ZAP-X ersetzt schwere

41 Artikel in der TZ: https://www.tz.de/muenchen/stadt/muenchen-krebs-tumor-roboter-zapx-op-medizin-gesundheit-zr-90847334.html (Juli 2022).

Operationen, arbeitet präzise und ohne Narkose. Meist ist nur eine einzige Behandlung nötig. Die hochenergetische Strahlung hat die Kraft, Tumorgewebe zu zerstören, das gesunde Gewebe im Umfeld wird geschont. Dabei werden mehr als 100 Photonenstrahlen aus verschiedenen Positionen auf den Tumor gerichtet und in einem genau abgegrenzten Gebiet gebündelt – wie Sonnenstrahlen unter einem Brennglas. Das Gerät ist in sich geschlossen, es dringt keine Strahlung nach außen. Die Patienten sind während der gesamten Behandlungszeit bei Bewusstsein, sie spüren nichts von der Bestrahlung. Nach der Behandlung kann der Patient sofort nach Hause gehen. Bei Metastasen sind mehrere Behandlungen nötig, da in der Zwischenzeit vielleicht neue aufgetreten sein könnten. Anfangs wurden nur Hirntumore behandelt, jetzt sind Therapien für den gesamten Körper möglich. Wie bereits erwähnt, fängt jetzt die Presse an, über alternative Behandlungsmethoden zu berichten, wie der Ausschnitt aus der BILD-Zeitung über den ZAP-X im Klinikum Großhadern zeigt.

Fünf Millionen Euro kostet der ZAP-X. Private Krankenkassen sowie die AOK Bayern übernehmen bereits die Kosten für den Roboter-Eingriff (7.500 Euro). Zum Vergleich: Die klassische OP kostet knapp 10.000 Euro (ohne Reha).

Der Bayerische Landtag hat die Medizin-Revolution mit 30.000 Euro subventioniert. „Wir wollen damit zeigen, dass der Staat dahintersteht. Die Gesundheit, die man damit bewahren kann, ist unbezahlbar", sagte Bernhard Seidenath (CSU), Vorsitzender des Ausschusses für Gesundheit und Pflege, zu BILD.

Auf der anderen Seite können wir auch beobachten, dass von der Pharmaindustrie ein enormes Krankheitsbewusstsein aufgebaut wird. Wird die Pharmaindustrie diese neuen Technologien zulassen, ohne sie zu boykottieren? Man kann sich vorstellen, wie viele Menschen mit diesem Gerät behandelt werden können. Eine „Gesundheitslawine" wäre unausweichlich.

Neben der auf Quantenverschränkung beruhenden 90.10.-Technologie und dem virtuellen MedBed, über die Oliver im zweiten Teil berichtet, gibt es ein paar Geräte, die ich kurz erwähnen möchte:

das Wassermatrix-Gerät, der TimeWaver, der Healy und der Tesla Generator.

Hochfrequenztherapie[42]

Die Hochfrequenzbehandlung ist eine alte medizinische Heilungsmethode, die im Lauf der Zeit fast gänzlich in Vergessenheit geraten ist. Die sogenannten Tesla-Ströme entstanden 1880 und wurden dann in Gestalt von Hochfrequenzgeräten wie dem „TESLA Oszillator" auf den Grundlagen von Nikola Tesla und Georges Lakhovsky weiterentwickelt.

Der TESLA Oszillator aus Russland verfügt über eine Handsonde (Antenne), durch welche Wasser informiert bzw. strukturiert und energetisiert wird. Dieses in seiner Struktur energetisierte, hexagonale Wasser wird dann dem Körper zugeführt. Durch die Energiefelder des strukturierten Wassers werden die Selbstheilungskräfte des Körpers angeregt. Das Gerät kann auch direkt am Körper, z. B. an bestimmten Punkten oder schmerzenden Partien, angewendet werden. Ich benutze das Gerät nun seit ca. zwei Jahren und kann die positive Wirkung bestätigen. Viele Anwender berichten von erstaunlichen Verbesserungen der Vitalität, der Gesundheit und des Wohlbefindens allgemein.

Frequenzanwendung und Informationsfeldtechnologie mit dem TimeWaver[43]

Die „TimeWaver"-Systeme sind Medizinprodukte, die zwar von der Schulmedizin noch nicht anerkannt sind, aber doch in der Praxis bei vielen Ärzten und Heilpraktikern erfolgreich eingesetzt werden. Das Behandlungsspektrum reicht von der Schmerzbehandlung bei chronischen Krankheiten bis zur Behandlung von Depressionen und Angstzuständen. TimeWaver kann durch die Informationsfeldtechnologie die tieferen Ursachen und Zusammenhänge von Erkrankungen im ersten Schritt analysieren und im zweiten Schritt dann behandeln, und zwar über große Distanzen hinweg.

42 https://wassermatrix.ch (Juli 2022).

43 https://timewaver.com/de/ (Juli 2022).

Der Healy[44]

Die großen und teuren Geräte von TimeWaver, die vorwiegend bei Therapeuten oder Ärzten zu finden sind, haben nun mit dem Healy einen innovativen kleinen Bruder erhalten. Ich habe den Healy bei mir selbst erfolgreich angewendet. Da der Healy sehr klein ist, kann er überall hin mitgenommen werden. Es ist das erste tragbare Gerät der Medizintechnik für Mikrostrom und Frequenztherapie. Der Healy soll im bioenergetischen Feld des Körpers wirken und bestimmte Bereiche im Körper anhand von individuell ermittelten Frequenzen stimulieren. Dabei gibt es Frequenzprogramme für jede Lebenslage und alle möglichen Beschwerden.

Nach dem Modell der Forscher Robert O. Becker und Bjorn Nordenstrom liegen die Ursachen für fast alle Erkrankungen in einer gestörten Zellmembranspannung. Hier kann der Healy helfen, denn er kommuniziert direkt mit den Zellen. Mithilfe bestimmter Frequenzen werden die Zellen unmittelbar angesprochen und unterschiedliche Prozesse im Körper positiv beeinflusst. Durch die regelmäßige Anwendung spezifischer Frequenzen kann die Zellmembranspannung wieder aufgebaut und gestärkt werden.

Tesla Generator[45]

Ein weiteres Gerät, welches bereits auf dem Markt ist, ist der „Med-Bed-Generator" oder „Tesla Generator". Sein Preis ist allerdings recht hoch, er liegt bei ca. 20.000 USD.

Wie funktioniert das Gerät? Menschen, die diesen Generator unter ihrem Bett installiert haben, berichten von einem absolut tiefen Schlaf und in den ersten Wochen von einem intensiven Kribbeln im ganzen Körper, was ein Beweis dafür ist, dass dieses Gerät auf der Körperebene wirkt und die Mitochondrien, die Kraftwerke der Zellen, beeinflusst.

In fast allen Bereichen hält die Quantenphysik Einzug. So auch in der Autoindustrie bzw. bei Autobatterien. Laut einem Artikel des Institute for Basic Science (IBS) in Daejeon (Südkorea) sollen

44 www.healyshop.at (Juli 2022).

45 https://www.teslabiohealing.com/blogs/articles (Juli 2022).

Quantenbatterien von Elektroautomobilen in der Lage sein, in nur drei Minuten die von einem Benziner benötigte Energiemenge aufzuladen.[46] Wie in der Zeitschrift Physical Review Letters veröffentlicht, sind diese Batterien in der Lage, durch Prozesse wie die Quantenverschränkung Energie schnell und effizient zu speichern und wieder abzugeben. Im Gegensatz zu klassischen Batterien (z. B. Lithium-Ionen-Batterien) wären sie eine geeignete Lösung, da der Aufladevorgang 200-mal schneller vonstattengeht als bei den klassischen Batterien, wodurch die Aufladezeit von Stunden auf Minuten reduziert werden könnte.

Nach Angaben des IBS kann die Quantentechnologie auch in der Unterhaltungselektronik und in Fusionskraftwerken eingesetzt werden, die große Energiemengen zum sofortigen Laden und Entladen benötigen.

---

46 Pressemitteilung auf der Website des Institute for Basic Science (IBS): https://www.ibs.re.kr/cop/bbs/BBSMSTR_000000000611/selectBoardArticle.do?nttId=21131 (Juli 2022).

Wer waren die Wegbereiter auf diesem langen Weg?

Viele Erkenntnisse bekannter Naturforscher wurden bislang vernachlässigt oder sind gar in Vergessenheit geraten.

Wilhelm Reich, ein austroamerikanischer Psychoanalytiker, Arzt und Erfinder[47] und ein Schüler Sigmund Freuds, war der Entdecker der Orgon-Energie. Bei dieser handelt es sich um eine Art Lebensenergie, die in anderen Kulturen auch Prana, Chi oder Bioenergie genannt wird. Sie ist mit unseren fünf Sinnen nicht zu fassen, ebenso wenig wie der Magnetismus oder die Gravitation. 1940 entdeckte Reich die Orgon-Energie, die allen Strukturen des Organischen zugrunde liegt. Er war davon überzeugt, dass diese Art der Energie für unsere jetzige Zeit von ganz besonderer Bedeutung sei. Er sagte einst zu seinem Freund Neill: „Auf die Orgon-Energie können wir unmöglich ein Monopol beanspruchen. Sie gehört jedem!» Mithilfe des von ihm entwickelten Energie-Akkumulators konnte er die positive Lebensenergie bei Patienten ins Fließen bringen.

Und genau darum geht es auch bei Krankheit und Gesundheit. Erstarrtes wieder ins Fließen zu bringen, den Körper- und Charakterpanzer aufzubrechen, um die Lebensenergie aus ihren Blockierungen zu befreien. Keiner hat dies so gut erkannt und ausgesprochen wie Wilhelm Reich. Das ganze Geheimnis tiefer gehender, ganzheitlicher Heilungen liegt im Loslassen, im Fließen mit dem natürlichen Fluss der Lebensenergie und einer Anhebung der Energie.[48]

47 Leben und Schaffen von Wilhelm Reich: https://www.geschichtewiki.wien.gv.at/Wilhelm_Reich (Juli 2022).

48 Senf, Bernd, Die Wiederentdeckung des Lebendigen: Erforschung der Lebensenergie durch Reich, Schauberger, Lakhovsky, Schmidt, Plocher, Herbert und Knapp, Silberschnur Verlag, Güllesheim 2019.

Geniale Menschen, die das erkennt haben, wurden oft als Spinner, Betrüger, Scharlatane, Hexen oder Wahnsinnige abgetan. Und dennoch gab es immer Menschen, die – unbeirrt von Ausgrenzung und Spott – konsequent ihren mutigen Weg gegangen sind.

Einer davon war Nikola Tesla, ein Genie und ein Visionär, der über ungewöhnliche Kräfte und einen außerordentlichen Geist verfügte. Zu Lebzeiten verkannt, prägten seine Erfindungen die elektronische Revolution und Technik des 20. Jahrhunderts. Er erfand den Wechselstrom, das drahtlose Radio, die Grundlage der Röntgenstrahlen, den Radar, die Wasserkraft und die Transistoren. Selbst die Erfindung der Glühbirne, die heute Thomas Edison zugeschrieben wird, geht eigentlich auf Tesla zurück.

Tesla ging es bei seinen bahnbrechenden Erfindungen nie ums Geld. Der Zweck einer Erfindung, sagte er, bestehe vor allem in der Nutzbarmachung der Naturkräfte für die menschlichen Bedürfnisse.

Tesla verfügte schon von Jugend an über gewisse telepathische und okkulte Fähigkeiten. Er hatte eine unglaubliche Vorstellungskraft, die mit Erscheinungen und inneren Bildern einhergingen. Vor seinem geistigen Auge sah er in völliger Klarheit Räume oder Gegenstände, dabei fiel es ihm anfangs schwer, Traum und Wirklichkeit auseinanderzuhalten. Mit der Zeit lernte er, damit umzugehen. Die Ideen kamen ihm in einem ununterbrochenen Strom, und die einzige Schwierigkeit, die er hatte, war die, sie festzuhalten. Tesla tat etwas, das wir als luzides Träumen oder Klartraum kennen. Er konnte im Traum Fragen stellen und auch Probleme mit einer nicht näher benannten Entität besprechen. Und die nötigen Hilfsmittel erreichten ihn dann im wachen Zustand. Sehen Sie sich das kurzweilig-amüsante YouTube-Video „Nikola Tesla tat etwas Seltsames vor dem Schlafengehen!“[49] an.

49 „Nikola Tesla tat etwas Seltsames vor dem Schlafengehen!“, 12-Minuten-Video auf YouTube: https://www.youtube.com/watch?v=jfxlXXj6P4Q (Juli 2022).

Ein luzider Traum oder Klartraum ist ein Traum, in dem der Träumer sich voll bewusst ist, dass er träumt. Und er kann sich auch daran erinnern, was er geträumt hat.

Der Träumende kann seine Traumwelt bei klarem Verstand erleben.

Jeder Mensch kann das luzide Träumen mithilfe verschiedener Techniken erlernen. Luzides Träumen ermöglicht es einem, die eigene Leistungsfähigkeit zu steigern, darüber hinaus kann man sich in einem Klartraum seinen Ängsten stellen oder Dinge üben, die einem sonst im normalen Alltag schwerfallen.

Das Besondere beim Klarträumen ist die bewusste Steuerung des Unterbewusstseins und der genialen Fähigkeiten, die jeder Mensch dort hütet. Einigen gelingt es sogar, die Handlung ihres Traums zu beeinflussen.

„Seit Jahrhunderten nutzten bekannte Persönlichkeiten diese Fähigkeit, um in ihrem Tun noch besser zu werden. Beispielsweise komponierte Mozart im Schlaf ganze Sinfonien, Albert Einstein kam die Idee zur Relativitätstheorie im Traum. Auch heute noch schöpfen viele Künstler kreative Ideen aus ihren Klarträumen. Paul McCartney erträumte sich nach eigenen Angaben „Yesterday" und James Cameron kam im Schlaf auf „Avatar".[50]

Nikola Teslas Beitrag zur Medizin ist bemerkenswert. Sein größter Einfluss auf die Medizin ist seine Erfindung eines Transformators (Tesla-Spule) zur Erzeugung von Hochfrequenz- und Hochspannungsströmen (Tesla-Strömen).

Im Jahr 1896 verwendete Tesla Hochfrequenzströme und entwarf einen Ozongenerator zur Erzeugung von Ozon mit starken antiseptischen und antibakteriellen Eigenschaften. Tesla ist berühmt

50 Artikel auf Braineffect, „Träume nutzen zur Selbstoptimierung": https: //www.brain-effect.com/magazin/luzides-traeumen (Oktober 2022).

für seine umfangreichen Experimente mit mechanischen Schwingungen und Resonanzen, bei denen er deren Auswirkungen auf die Organe untersuchte und Pionierarbeit für deren Einsatz zu medizinischen Zwecken leistete. Tesla entwarf auch einen Oszillator, um die Ermüdung der Beinmuskeln zu lindern. Weniger bekannt ist, dass Teslas Erfindungen (wie die Tesla-Spule oder drahtlose Fernsteuerung) in modernen medizinischen Geräten weit verbreitet sind. Abgesehen davon, wird die drahtlose Technologie heute bei zahlreichen diagnostischen und therapeutischen Verfahren eingesetzt.

Skalarwellen wurden ebenfalls von Tesla entdeckt und angewendet. Sie breiten sich longitudinal in eine Richtung aus, sind masselos und können mehrfache Lichtgeschwindigkeit erreichen. Sie treten als elektrische und magnetische Feldphänomene auf und sind im Rauschen (einem Gemisch von Frequenzen/Wellenlängen) enthalten. Über magnetische Trägerwellen können Skalarwellen aufmodulierte Informationen über viele Kilometer ohne jeglichen Energieverlust transportieren.

Trotz des Ruhmes und seiner rund 700 Patente blieb der Magier der Elektrizität finanziell erfolglos. Verarmt starb Nikola Tesla, der wohl selbstloseste Erfinder der Geschichte, am 7. Januar 1943 mit 86 Jahren in einem New Yorker Hotelzimmer.[51]

Nikola Tesla ist bis heute unvergessen. Seine genialen Erfindungen sind in vielen Bereichen zu finden. In den USA gibt es z. B. bereits „Tesla Biohealing Centers“, in denen man das „neue“ Tesla MedBed ausprobieren kann.

51 Artikel im GEO-Magazin, „Nikola Tesla: Das betrogene Genie“: https://www.geo.de/magazine/geo-kompakt/6553-rtkl-erfinder-nikola-tesla-das-betrogene-genie (Juli 2022).

Nichts Genaues weiß man nicht – MedBeds

In letzter Zeit hören wir immer öfter von sogenannten MedBeds und davon, dass sie jetzt bald kommen werden. Ankündigungen wie diese sind inflationär im Netz zu finden.

Die grundlegende Frage lautet: „Was ist ein medizinisches Bett?" Unter diesem Begriff findet man nämlich die unterschiedlichsten Technologien, basierend auf der Quantenphysik mit unterschiedlichen Wirkungsbereichen, seien sie nun physisch oder virtuell.

Bei den unten beschriebenen MedBeds soll die Technologie so fortgeschritten sein, dass durch die Verwendung ursprünglicher Codes in der DNA der Körper innerhalb kürzester Zeit wieder in seinen optimalen Gesundheitszustand gebracht werden kann.

Ankündigungen, von denen man hört:

- Unsere Gesundheitszukunft kommt bald mit dem MedBed.
- In jeder Stadt wird es diese medizinischen Betten und Tesla-Kammern geben.
- Diese neuen MedBeds sollen mit einzigartigen Merkmalen ausgestattet sein. U. a. sollen sie in der Lage sein, Diagnosen zu stellen, chirurgische Eingriffe vorzunehmen und sogar DNA zu reparieren.
- Das medizinische Bett soll in der Lage sein, den Körper von Kopf bis Fuß zu scannen und jede organische Veränderung genau zu erkennen. MedBeds sollen mit kontrolliert eingesetzter künstlicher Intelligenz und herkömmlicher Computer-

technologie, ähnlich einem MRT, arbeiten. Neben dem Scan soll es möglich sein, gleichzeitig die Blutwerte zu ermitteln, sodass alle Arten von Krankheiten, ja selbst Gendefekte erkannt und repariert werden können.

- Und auch Verjüngung sei kein Problem mehr.

Klingt das alles zu schön, um wahr zu sein? Aus meiner Sicht ist es wichtig, gewisse Dinge für möglich zu halten oder es sich zumindest schon vorzustellen. Ganz gemäß Albert Einsteins berühmten Worten: „Was vorstellbar ist, ist auch machbar." Wenn viele Menschen die gleichen Gedanken haben und somit diese Energie im Quantenfeld ist, erhöht sich die Wahrscheinlichkeit, dass dieses fortschrittliche MedBed bald Realität wird.

MedBeds würden in der Tat das gesamte Medizinsystem revolutionieren. Perfekt für eine Disruption des bisherigen Medizinsystems. Alles, was die Gesundheitsbranche heute ausmacht, würde sich grundlegend verändern. Diese Revolution des Medizinsystems wird so gut wie sicher nicht vom medizinischen System selbst oder von der Pharmabranche ausgehen.

Aber Hand aufs Herz, was wissen wir wirklich über MedBeds? Sehr wenig und oft aus nicht verlässlichen Quellen, die nicht überprüfbar sind. Immer wieder höre ich von Ärzten, die bereits damit arbeiten sollen. Gehe ich der Sache nach, sind es andere Apparaturen oder Frequenzgeräte, die aber mit dem MedBed, welches ich hier meine, nichts zu tun haben. Kürzlich habe ich von einer Quelle in den USA gehört, dass es in Kalifornien ein Zentrum geben soll, das bereits mit den sagenhaften MedBeds arbeiten würde. Bei näherer Recherche ist plötzlich nichts mehr davon im Netz zu finden. Es fühlt sich wie das berühmte Karottenspiel an. Sätze wie „es braucht noch Zeit", „die Menschheit ist noch nicht so weit", „das Bewusstsein muss erst noch ansteigen", „wenn es in die falschen Hände gelangt" höre ich im Zusammenhang mit MedBeds immer wieder.

Woher stammt die Technologie der MedBeds und was weiß man wirklich? Wahrscheinlich wird der Begriff „MedBed" ein geschützter Begriff für ein konkretes Produkt einer speziellen

Organisation werden, die heute noch nicht bekannt ist. Unter anderem Namen wird es viele Technologien ähnlicher Art geben, die dann weltweit zu finden sein werden. Zur Technologie gibt es viele Sichtweisen, einige sagen, sie sei nicht von dieser Welt. Star Trek lässt grüßen.

Eine Zukunftsvision

Für mediales Aufsehen sorgte im Jahr 2013 der gesellschaftskritische Hollywoodfilm „Elysium“[52] mit Matt Damon und Jody Foster.

Eine Gruppe privilegierter Superreicher hat die Erde schon seit Langem verlassen und lebt auf der luxuriösen Raumstation namens „Elysium“. Die Masse der Menschheit vegetiert unten auf einer überbevölkerten, völlig zerstörten Erde in menschenunwürdiger Umgebung. Die Erde ist längst abgewirtschaftet und dient nur noch als Produktionsstätte. Eine krasse Zwei-Klassen-Gesellschaft hat sich entwickelt und die Menschheit ist in zwei Welten aufgeteilt.

Jodie Foster spielt eine Anti-Immigrations-Beamtin, die den luxuriösen Lebensstil der Station Elysium um jeden Preis erhalten will, doch jeden Tag versuchen Menschen, von der Erde in die Station einzudringen. In der Zwischenzeit wird Max (Matt Damon) für eine Mission angeheuert, die die Missstände der Gesellschaft für immer beseitigen könnte.[53]

Die Raumstation Elysium hat alles, was das Leben lebenswert macht. Dort leben die Menschen ohne Krieg, ohne Armut und dank der medizinischen Betten (MedBeds) ohne Krankheit und ohne zu altern. Das MedBed auf Elysium kann jede Krankheit unmittelbar erkennen und sofort heilen. Im Film wird uns genau gezeigt, wie so ein MedBed aussieht und wie es funktioniert.[54] Realität oder Fiktion?

52 Trailer zum Film „Elysium“ auf YouTube: https://www.youtube.com/watch?v=CHnSlAUlawc (Juli 2022).

53 Über den Film auf Filmstarts: https://www.filmstarts.de/nachrichten/18477302.html (Juli 2022).

54 Das MedBed aus dem Film auf YouTube: https://www.youtube.com/watch?v=avwrjMn0zU0 (Juli 2022).

Seit Erscheinen des Films 2013 sind einige Jahre vergangen, und erschreckenderweise geht die Entwicklung in eine Richtung, die der Film ganz deutlich zeigt: Überwachung, Tracking, Einschränkung und Unterdrückung. Rechte und Meinungsfreiheit ade! Nur noch kontrolliertes Reisen und keine freie Verfügung mehr über das eigene Geld.

Für alles benötigt man einen digitalisierten Ausweis. Überall wird man kontrolliert. Privilegien gibt es nur unter bestimmten Voraussetzungen, und diejenigen, die diese Voraussetzungen nicht erfüllen, werden Beschränkungen unterworfen. Ein Riss geht durch die Gesellschaft. Eine Gruppe der Gesellschaft ist sich dessen bewusst und wehrt sich, doch die weitaus größere Gruppe schweigt und fügt sich. Wenn wir uns als Menschheit nicht darüber bewusstwerden, wohin die jetzige Entwicklung führt, könnte es ein böses Erwachen geben.

> *„Alles, was erfunden werden kann, ist bereits erfunden worden."*
>
> Charles H. Duell – Leiter des US-amerikanischen Patentamtes 1899

Kommen wir zurück zu den MedBeds. Welche der veröffentlichten Informationen über die MedBeds sind Fiktion und was gibt es bereits in unserer Realität?

Zur Unterscheidung: Es gibt bereits jetzt verschiedene Arten von MedBeds. Auf einige bin ich bereits eingegangen, z. B. auf den Medizinroboter ZAP-X und das MedBeds in Leicester (England) sowie auf jene, die mit Hochfrequenztechnologie nach Nikola Tesla und der Befeldung von Menschen und Wasser arbeiten.

Des Weiteren gibt es das rein virtuelle MedBed, etwa in Gestalt der sogenannten 90.10.-Technologie.

Die MedBeds, wie sie uns in Fiktionen wie Star Trek und Elysium gezeigt wurden, sollen in der Lage sein, alle Krankheiten zu heilen. Angeblich befindet sich diese Art MedBeds noch in den Händen des US-Militärs, da ihre Technologie Teil eines geheimen Weltraumprogramms des militärisch-industriellen Komplexes der USA ist. Sie sollen dort bereits seit über 50 Jahren im Einsatz sein.

Obwohl wenig Konkretes über die MedBeds bekannt ist, haben bereits viele Menschen davon gehört und sind neugierig geworden.

Es soll drei Arten von MedBeds geben, die sich in der Funktionsweise unterscheiden:

1. Das **„Holographische-MedBed“** kann diagnostizieren und operieren.
2. Das **„Regenerationsbett“** arbeitet in Harmonie mit unserer DNA und unseren Stammzellen. Somit soll es möglich sein, das gesamte Körpermaterial zu regenerieren. Sogar fehlende Organe und Körperteile könnten wieder hergestellt werden.
3. Das **„Verjüngungs- bzw. Regressionsbett“** soll in der Lage sein, die physische Uhr zurückzudrehen.

In den meisten Fällen ist nur eine Behandlung nötig, bei komplexeren Fällen können es bis zu dreimal notwendig werden. Zur Bedienung dieser aufwendigen Technik bedarf es einer medizinischen Ausbildung. Diese Technik lässt sich nicht einfach per Knopfdruck bedienen.

MedBeds sollen so gut wie alle medizinischen Probleme der Patienten lösen und den Körper einer Person in einen optimalen Zustand versetzen können. Knochen können geheilt werden und selbst das Nachwachsen von Organen oder Gliedmaßen soll kein Problem sein.

Im Grunde sind nach den Informationen, die zur Verfügung stehen, alle körperlichen Beschwerden und Krankheiten (sogar schwerste) mit dem MedBed behandelbar, auch wenn sie von Geburt an bestehen. Selbst die negativen Folgen einer Chemotherapie könnten „repariert“ werden.

Pravda TV hat eine Zusammenfassung veröffentlicht.[55] Desgleichen ein paar Schweizer Kanäle, darunter auch Bruno Würtenberger[56] von FreeSpirit TV mit seiner Analyse „Die Medbeds kommen".

Wo sind die Grenzen und was scheint ausgeschlossen?

Da es möglich sein soll, mit den MedBeds die DNA zu modifizieren, zu kreuzen und zu verändern, besteht natürlich eine potenzielle Missbrauchsgefahr. Der Mensch der Zukunft muss hohe ethische Standards und ein weit fortgeschrittenes Bewusstsein haben, um die Grenzen seiner Handlungen zu erkennen und nicht alles zu machen, was möglich ist.

Psychische Traumata können mit dem MedBed, soweit bekannt, nicht behoben werden. Das MedBed scheint nur den physischen Körper zu reparieren, die emotionalen und mentalen Probleme sind davon nicht betroffen.

Die MedBeds bringen den Menschen die optimale Gesundheit zurück. Man fiele auf eine Illusion herein, würde man glauben, dass das MedBed einen siebzigjährigen Menschen wieder auf den körperlichen und geistigen Stand eines dreißigjährigen bringen kann. Verjüngung scheint nicht so einfach zu funktionieren und die Altersregression ist auch nicht das vorrangige Thema.

Ein Traum, der in naher Zukunft für die Menschen Wirklichkeit werden kann, ist ein Leben in Gesundheit, Wohlstand und Überfluss. Die MedBeds könnten ein Teil davon sein. Wie schön wäre es, wenn es statt der Krankenhäuser in Zukunft Regenerations- oder Gesundheitshäuser geben würde.

---

55 Artikel auf Pravda TV: https://www.pravda-tv.com/2021/04/das-geheimnis-der-med-betten-und-wie-sie-uns-zu-gesundheit-ewiger-jugend-und-unsterblichkeit-verhelfen-koennen/ (Juli 2022).

56 Sonderbericht von Free Spirit TV auf YouTube, 20-Minuten-Video: https://www.youtube.com/watch?v=OoR6HdZa17o (Juli 2022).

Schlussgedanken

„Information ist der Urstoff des Universums."

Anton Zeilinger –
Quantenphysiker und Nobelpreisträger

Die Quantenphysik bewegt nicht nur Physiker. Die bisher anerkannten Fakten der Naturwissenschaft sind unvollständig, da Geist, Wille und Emotionen darin ignoriert werden. Neue Erkenntnisse der Quantenphysik offenbaren, dass unsere Gedanken und unsere Interpretationen, also unser Bewusstsein, entscheidend zum Ergebnis beitragen. Besonders gefällt mir folgender Satz des Physikers und Stringtheoretikers Robert Dijkgraaf:

„Wenn Du einmal die Sprache verstehst, in der [das Universum] geschrieben ist, dann ist sie extrem elegant, schön, mächtig und natürlich… Das Universum will verstanden werden, und das ist, warum wir alle von dem Drang getrieben werden, eine all-umfassende Theorie zu finden."

Ein Wissenschaftler, der einen neuen Aspekt der Quantenphilosophie benennt, ist Dr. Ulrich Warnke[57]. Er stellt eine wichtige Frage, nämlich, welchen Einfluss die Quantenphysik auf die Philosophie hat und wie diese unsere Gesundheit und unser Wohlbefinden steuern kann[58].

57 Dr. rer. nat. Ulrich Warnke studierte Biologie, Physik, Geografie und Pädagogik. Er arbeitete als Universitätsdozent mit Lehraufträgen in Biomedizin, Biophysik, Umweltmedizin, Physiologische Psychologie und Psychosomatik, Präventivbiologie und Bionik

58 Warnke, Ulrich, Quantenphilosophie und Spiritualität: Wie unser Wille Gesundheit und Wohlbefinden steuert, Goldmann Verlag, München 2017.

In einem Interview mit dem Verlag Komplett-Media (Werner Huemer) zum Thema „Quantenphilosophie und Interwelt“[59] spricht Warnke über die Crux der Naturwissenschaft, in der nur das gilt, was messbar ist. Leider wird vergessen, dass dieses Messergebnis formuliert und dann interpretiert werden muss, wofür Bewusstsein und Geist gefragt sind.

Warnke: „Aber genau dieser Geist, weil er selbst nicht messbar ist, wird rigoros aus der Naturwissenschaft ausgeschlossen. Das ist ein Riesenmanko. Das geht auch so nicht weiter. Wir können nicht wissen, was wir alles mit Gedanken aufbauen, alles mit Gedanken ablaufen lassen, aber die Gedanken selbst dann nicht akzeptieren als eine Art der eigenen Tätigkeit. Und die Naturwissenschaft ist deshalb fehlgeleitet und unvollständig.“

Das Newton'sche Prinzip von Ursache und Wirkung ist in der Quantenphysik nicht mehr haltbar. In diesem kleinsten Bereich gibt es keine Kausalität mehr. Und wie wir wissen, widersprechen die Quantengesetze völlig dem sogenannten gesunden Menschenverstand. Wie Paul Brunton es einmal formulierte: „Wenn wir glauben, wir erleben eine Welt außerhalb von uns, erleben wir in Wirklichkeit das Selbst innerhalb von uns.“ Im Quantenbereich geht es um Möglichkeiten. Hierzu auch Warnke: „Wir haben dort ein Feld, das alle Möglichkeiten beherbergt und mit unserer Messung, mit unserem Bewusstsein holen wir dann eine der vielen Möglichkeiten als konkreten Moment heraus. Das heißt, aus dem Rauschen, was überall existiert, wird etwas festgelegt, durchs Bewusstsein und durch unsere Gedanken. Und dann erst entsteht etwas Konkretes wie ein Teilchen, ein Quantenteilchen und dann erst können Kräfte übertragen werden. Und nun ist die Naturwissenschaft wieder gefragt. Aber dieses Vorher, nämlich die Möglichkeiten und die Wahrscheinlichkeiten – das ist dem Geist zuzuordnen und das ist etwas, was fehlt.“

Laut Warnke erschaffen wir letztlich eine Wirklichkeit mithilfe unseres Bewusstseins und das ist etwas Subjektives. Und alles Subjektive gehört in den Bereich der Philosophie. Der Begriff „Quan-

59 Interview mit Ulrich Warnke auf YouTube: https://www.youtube.com/watch?v=D5K1JehBcoU (Juli 2022).

tenphilosophie“ schlägt zum ersten Mal eine Brücke zwischen der puren Naturwissenschaft und der Philosophie als Geisteswissenschaft. Und diese Brücke hat das Potenzial, diese beiden Pole endlich zu versöhnen. Unsere Welt ist ein geistiges Konstrukt und wir erschaffen die Natur und auch unser Leben durch die geistige Aktivität unseres Bewusstseins und Unterbewusstseins. Wenn diese Ergebnisse erst mal allgemein in der Gesellschaft verinnerlicht werden, kann dieses neue Weltbild einen Paradigmenwechsel auslösen, der äußerst positiv für die Gesellschaft werden kann. So wie es aussieht, stehen wir kurz vor einer völligen Änderung und neuen Ausrichtung unseres Weltbildes. Noch ist es nicht soweit, aber am Ende wird alles gut.

Mithilfe der Quantenphysik und -philosophie können wir also neue Erkenntnisse auf das tägliche Leben übertragen.

Es eröffnen sich dadurch wahrlich neue Räume, wie Oliver Schacke uns im zweiten Teil des Buches sehr lebendig und praxisnah näherbringt.

Ich habe seit einiger Zeit mehr und mehr das Gefühl, in einer gigantischen „Truman Show“ zu leben. „The Truman Show“ ist ein Film aus dem Jahr 1998.[60] Das Gefühl, der Hauptdarsteller einer Reality-Show zu sein, nennt man „Truman Syndrome“. Die Psychologie bezieht sich dabei auf einen Film von Peter Weir, eine bitterböse Satire aus den Neunzigern, in dem der Hauptdarsteller nach mehr als 30 Jahren bemerkt, dass er Teil einer gigantischen TV-Seifenoper ist und auf Schritt und Tritt von Kameras verfolgt wurde. Truman, genial gespielt vom Komiker Jim Carrey, ist glücklich mit seinem Leben, er ahnt nicht, dass alles in seinem Leben nur gestellt, kontrolliert und eine Lüge ist. Erst als ihm eines Tages ein Scheinwerfer vom Studiohimmel vor die Füße fällt, wird er misstrauisch und beginnt zu ahnen, dass hier irgendetwas nicht stimmen kann. Dann beginnt etwas, das wir auch während der letzten zwei Jahre beobachten konnten. Das Schüren von Ängsten, welche die Menschen klein und gefügig halten, in einer kleinen Welt festhalten und sie an der Freiheit hindern. Sie schließen sich der Mehrheit an und hinterfragen nichts

60 Trailer Truman Show, deutsch: https://www.youtube.com/watch?v=0N02Cgx4EMU (Juli 2022).

mehr. Regisseur Peter Weir: „Menschen akzeptieren die Realität, die ihnen geboten wird. So einfach ist das!" Oder doch nicht?

Ich beobachte, dass immer mehr Menschen aufwachen, nicht länger die Augen verschließen und anfangen, Fragen zu stellen. Das alte Leben, wie wir es kennen, wird es so nicht mehr geben. Die alte Realität kehrt nicht zurück.[61] Und natürlich löst alles Neue erst einmal Angst und Unsicherheit aus.

Meine Vision der Neuen Zeit sieht anders aus. Ich sehe, wie wir Menschen uns zusammenschließen und Netzwerke aus den verschiedensten Bereichen bilden. Dabei ist jeder wertvoll und kann auf seinem Gebiet einen Beitrag leisten.

> *„Für eine lernende Seele hat das Leben auch in seinen dunkelsten Stunden einen unendlichen Wert."*
>
> Immanuel Kant – Philosoph der Aufklärungszeit

Immer mehr Menschen suchen nach Lösungen für ein gesünderes, energievolleres Leben, für eine Stärkung des Selbst und mehr Qualität in allen Lebensbereichen.

Schließen möchte ich mit einem Zitat von Max Planck:

> *„Wenn Sie die Art und Weise ändern, wie Sie die Dinge betrachten, ändern sich die Dinge, die Sie betrachten."*

Ich übergebe nun an Oliver und wünsche Ihnen auf Ihrem Weg das Allerbeste, viel Freude und Gesundheit!

Ihre *Anne Hild*

---

61 Breurs, Dieter, „Werde bewusster Akteur! Gemeinsam erschaffen wir eine neue Wirklichkeit", https://shift.dieterbroers.com/shift_home/ (Juli 2022).

OLIVER SCHACKE
TEIL ZWEI

Der Traum

Die Achterbahn des Lebens hat mich auf eine wilde Reise geschickt. Sie hat mich auf höchste Gipfel gehoben und oben jubeln lassen, in tiefe Täler gestürzt, in denen es nur trist und dunkel war, und mich Loopings drehen lassen, bei denen ich nicht wusste, ob ich lachen oder weinen sollte. Auf so mancher Etappe wollte ich nichts anderes als aussteigen, doch die Bahn machte keinen Halt. Hin und wieder schickte sie mich auch über weite, flache Ebenen und gab mir Zeit zum Verschnaufen.

Eine solche Ebene erlebte ich mit Mitte zwanzig. Es war nach einem unglaublichen Hoch, dessen Ursprung mir zusehends falsch erschien, Zweifel weckte und schließlich zu einem Selbstboykott führte. Die Frage, wo mein Platz auf dieser Erde und was meine Aufgabe ist, leitete die Erkenntnis ein, dass ich andere stärken und ihnen helfen möchte, statt das Gegenteil zu tun und mit meinem Gewissen zu ringen, welches mich schon damals mühelos zu Boden warf und mich im Schwitzkasten hielt.

Mit der neu gewonnenen Erkenntnis begab ich mich auf die Suche und begann meine spirituelle Ausbildung, die einige Jahre dauerte und mich reifen ließ. Ich lernte viele interessante Menschen kennen, begleitete manche ein Stück weit auf ihrem Weg und versuchte dabei, meinen eigenen Weg zu finden. Manches Mal hatte ich das Gefühl, in fünf Religionen gleichzeitig zu Hause zu sein, an zehn verschiedene Götter zu glauben oder doch an keinen einzigen. Ich nahm die Erlebnisse, wie sie kamen, und gab mir Mühe, nichts zu bewerten, auch wenn manches richtig verrückt war. Ich lernte von anderen und auch von mir selbst. Für mich und meinen Weg entscheidend war letztlich eine Überzeugung, die mir in jeder spirituellen Praktik begegnet war, sei es im Channeling, in der Geistheilung oder beim Tai-Chi: Je höher die körpereigene Energie und je stärker und individueller die Frequenz sind, desto besser klappt es mit der Gesundheit, der physischen und der mentalen. Da kann die Grippewelle oder noch Schlimmeres durchs Land rollen und reihum alle flachlegen, da kann der eisige Wind des Pessimismus wehen und da können Heerscharen von Quälgeistern aufmarschieren – Energie ist das Mittel gegen alles. So viel wusste ich, aber ich hatte diese Energie nicht. Ebenso wenig hatte ich eine Ahnung, wo sie zu finden war und in welcher Gestalt sie sich verbarg.

Schon immer war ich in gleichem Maße ehrgeizig und neugierig. Damals um meiner selbst willen. Also beschloss ich, sie zu finden: die höchste, weltweit verfügbare Energie, die Schöpferkraft sozusagen. Heute muss ich beinahe lachen, wenn ich daran denke, an welchem Ort ich zuerst suchte: im Internet. Ich war tatsächlich überzeugt: Wenn ich nur intensiv recherchieren und selbst noch die Ergebnisse der hundertsten Seite auswerten würde, die mir die auf Hochtouren laufende Suchmaschine präsentierte, dann würde ich sie finden. In den sechs Monaten, in denen ich Tag für Tag fast ausschließlich mit Suchen verbrachte, fand ich so einiges und probierte nicht wenig davon aus. Vermutlich gibt es kein energetisches Produkt und keine Technologie aus diesem Bereich, von denen ich noch nichts gehört habe. Manches bescherte mir eine gute Erfahrung und damit auch den Mut weiterzumachen, aber keine einzige Technologie brachte mir das, was ich mir unter der höchsten, weltweit verfügbaren Energie vorstellte. Vor allen Dingen war nichts davon neutral; alles enthielt spezielle Frequenzen: Energie für mehr Manneskraft, Energie gegen Heuschnupfen oder Energie zum Schutz vor elektromagnetischer Strahlung. Immer öfter stellte ich mir auch die Frage, ob die Produktion mit positiven Grundgedanken und einem gewissen Respekt gegenüber der Quelle, die dafür angezapft wurde, einherging oder bloß vom Gedanken an den Bankkontostand begleitet wurde, sodass man sich über den Bauch streichen und entspannt zurücklehnen konnte. Was das betrifft, dachte ich seit meinem Selbstboykott recht kritisch.

Viele würden nun sagen, ich verschwendete meine Zeit, aber das war es nicht. Jede Erfahrung ist für etwas gut. Mit jeder Erfahrung wächst und lernt man. So wurde mir mit jeder ausprobierten Sache klarer, warum ich das, was ich suchte, nicht fand: Die Schöpferkraft konzentriert sich nicht im Speziellen auf den Kampf gegen Pollen oder Strahlung oder schlaffe Muskeln. Dafür ist sie viel zu universal, viel zu mächtig und am Ende auch viel zu gleichgültig – auf positive Weise gleichgültig. In den Dingen, die ich erworben hatte, war sie auf jeweils einen gewissen Bereich eingeengt worden, und damit hatte sie ihre ursprüngliche Kraft verloren. Die Energie, von der ich spreche und die ich suchte, ist vergleichbar mit dem Lichtspektrum, das alle Farben enthält, eine unendliche Palette an Tönen und Nuancen, die alle zusammen reines, weißes Licht ergeben. Und dann kommt jemand und legt einen zitronengelben Filter darüber (Zitronengelb beispielsweise als ein Mittel zum Schutz vor Strahlung). Das hat zur Folge, dass alles, was da rausstrahlt, zitronengelb ist, nichts anderes als zitronengelb sein kann. Gewiss ist das nicht schlecht und in den jeweiligen Bereichen hilfreich, aber es bedeutet dennoch, dass die Kräfte von Farben wie Scharlachrot, Himmelblau, Wiesengrün, Fliederlila und Feuerorange schlichtweg rausgefiltert werden. Ich wollte diese Energie nicht gefiltert, sondern in ihrer ursprünglichen Form. Ich wollte ihre Quelle finden, und dass mir das nicht gelang, war nach einer Weile ziemlich frustrierend.

Die Hoffnung und der Mut, mit dem ich meinen Plan angegangen war, schwanden. Und ehe ich mich versah, verließ die gute alte Achterbahn mit mir als einzigem Passagier im letzten Wagen die behagliche Ebene und stürzte auf rostigen Schienen hinab in ein neues Tal. Ich krallte meine Finger in die Rückenlehne des Vordersitzes und machte mich auf das Schlimmste gefasst. Doch es kam noch schlimmer.

Vielleicht waren es der Frust und die Ernüchterung, die mir meine Energie geradezu auslutschten. An der tiefsten Stelle angekommen, war ich auf sowohl körperlicher als auch mentaler Ebene so krank und schwach wie nie zuvor, und das im Alter von Mitte dreißig. Ein Teil von mir dachte wieder einmal ans Aussteigen, diesmal wirklich und endgültig, und liebäugelte mit dem Gedanken an das nächste Level, das nur besser sein konnte als das, auf dem ich gerade so elendig vor mich hindümpelte, mit meinen Plänen gescheitert schien und überhaupt all die Jahre nichts anderes als suchend herumgeirrt war. Ein anderer Teil von mir wehrte sich dagegen, denn der liebte dieses Level, dieses Leben, und glaubte fest daran, dass es das Beste für mich bereithielt. Das Beste für jeden von uns, der es finden wollte. Außerdem meldete sich mein Ehrgeiz, der mir glücklicherweise erhalten geblieben war und mich fragte, wie ich von einem anderen Level etwas Besseres erwarten konnte, wenn ich in einem, das alle Möglichkeiten in sich schloss, einfach so aufgab.

Dann kam der Morgen, der alles veränderte. Ich wachte auf, schlummerte aber wieder ein und hatte einen luziden Traum. Ein luzider Traum oder Klartraum ist ein Traum, bei dem sich der Träumer der Tatsache, dass er träumt, voll bewusst ist und sich im Nachhinein an jedes noch so kleine Detail genau zu erinnern vermag. Ich wusste, dass etwas wirklich Spezielles geschieht. So etwas hatte ich nie zuvor erlebt. Im Traum, der mit zwei Stunden ungewöhnlich lang war, gab es nur mich, keine anderen Personen. Ich notierte Codes auf einem Blatt Papier. Ich sah mir praktisch selbst beim Sitzen und Schreiben zu, aber ich erlebte mich auch als Schreibender, Lernender und wusste, dass ich mir selbst gerade ein gigantisches Informationspaket zeigte.

Unmittelbar nach dem Aufwachen schrieb ich die im Traum empfangenen Informationen auf. Die Worte flossen nur so aus meinem Stift, denn ich konnte mich sehr klar an jedes einzelne erinnern, war aber etwa zwölf Stunden lang damit beschäftigt und im Anschluss völlig erledigt. Trotzdem war ich überglücklich und euphorisch, denn mir war bewusst, dass mir ein grandioser Fortschritt gelungen war. Diese Codes, welche die Basis der heutigen 90.10.-Technologie sind, arbeiteten mit mathematisch-geometrischen Formeln und Symbolen der Heiligen Geometrie[62], die aus der antiken Mathematik stammt und den kosmischen Energiefluss im Universum erklärt. Mit den ihr zugeordneten fünf platonischen Körpern wie Tetraeder

62 Heilige Geometrie auf geometrien.de erklärt: https://www.geometrien.de/heilige-geometrie/ (Juli 2022).

und Hexaeder ist sie die Grundlage für den Aufbau des Universums, Grundlage für dessen innere Struktur. Sie macht sichtbar, auf welche Weise der Mensch in kosmische Prozesse involviert ist. Als Ursprung allen Lebens im Universum und Urform allen Seins repräsentiert die Heilige Geometrie das Prinzip des Lebens. Spirituell erklärt handelt es sich hierbei um die in der Existenz hinterlegte Matrix, welche die Entstehung von Leben ermöglicht. Aus rein wissenschaftlicher Perspektive würde man von Befruchtung, Fortpflanzung oder Entwicklung sprechen, wobei dies alles wiederum in spiritueller Betrachtung unter dem Einfluss der Heiligen Geometrie erfolgt (was die Wissenschaft nicht berücksichtigt). Überall in der Natur findet sich diese Matrix in den mathematisch-geometrischen Formen der Heiligen Geometrie, allen voran in der Blume des Lebens. Dieses aus neunzehn ineinandergreifenden Kreisen bestehende Muster gilt als eines der ältesten Kraftsymbole der Erde. Schaut man sich beispielsweise Blüten oder Bienenwaben, Muscheln oder Schneckenhäuser an, erkennt man dieses Muster leicht.

Das Prinzip des Lebens ist vollkommen neutral und die meiner Ansicht nach höchste Stufe der Existenz, also die Schöpferkraft oder eine aus sich selbst heraus existierende und sich selbst erhaltende Kraft.

Die Gründung von 90.10.

Nach meinem Traum verging noch einige Zeit, in der ich nach einer Möglichkeit suchte, die erhaltenen Informationen bzw. die Codes umzusetzen. Ich hatte sie auf Papier geschrieben. Mehr nicht. Während ich herumtüftelte und verschiedene Techniken ausprobierte, kam ich der Sache allmählich näher. Am Ende war es ein Vergleich, der mich ans Ziel brachte: Ich dachte an eine Lupe, mit der man Sonnenlicht einfängt, bündelt und auf einen bestimmten Punkt richtet, was zur Folge hat, dass sich das Sonnenlicht in diesen Punkt hineinbrennt.

Wenige Monate später war der Prototyp des heutigen 90.10.-CUBEs[63] fertig. Hierbei handelt es sich um eine Art Würfel, der auf einer oberen und einer unteren Ebene jeweils sechs längliche Aluminium-Module trägt. Jedes Modul ist mit einem quantenphysikalischen Code informiert, den ich aus den in meinem Klartraum erhaltenen Informationen ableitete. Diese Informierung hat zur Folge, dass es über einen Plus- und einen Minuspol verfügt und eine gewisse Energiemenge abstrahlt, nämlich 16 QEPPs. QEPPs ist die von 90.10. festgelegte Einheit für Quantenenergie (Quantum Energy Power Points), die in erster Linie der Verdeutlichung und dem Vergleich des Energieoutputs von Produkten dient. Alle zwölf Module sorgen gemeinsam dafür, dass der Cube seinen Minuspol unten und den Pluspol oben hat, wobei die Polung lediglich die Richtung des Energieflusses indiziert. Die Energie fließt von unten nach oben. Schaut unser Frequenz-Designer, der seit seiner Kindheit hellsichtig ist, in den Cube, dann erkennt er im sich dort etablierenden Energiefluss die Blume des Lebens, allerdings nicht als

63 Der 90.10.-CUBE: https://app.9010.com/de-9010-cube-standard-shop (Juli 2022).

zweidimensionales Muster, sondern bis in die Unendlichkeit hinaus, über den Horizont hinweg. Davon abgesehen bewirken die Module gemeinsam durch den Brenneffekt und durch den für Aluminium geltenden Multiplikationsfaktor von 1,4 eine Multiplikation ihres Energie-Outputs auf insgesamt 450 QEPPs im Zentrum des Cubes.

Wie zuvor das Sonnenlicht mithilfe der Lupe wird die Energie mithilfe des Cubes eingefangen und auf einen Punkt gebündelt, um dort eingebrannt zu werden. Die Quelle dieser Energie ist das Quantenfeld, auf dessen unendliche Intelligenz der Cube durch die erwähnte Informierung Zugriff hat. Dieses Quantenfeld kann man technisch formuliert, aufgrund der Verwendung von Codes und Befehlen, auch als Programmierung bezeichnen. Die hergestellte Verbindung macht den Cube zu einem Quantenprozessor. Das klingt kompliziert und nach etwas für technisch Versierte, doch die Anwendung ist sehr simpel: Wenn man Materie in das Energiefeld des Cubes bringt, wird diese Materie dauerhaft mit Energie angereichert.

Die bloße Gegenwart des Prototyps des 90.10.-CUBEs machte mir als feinfühligem Menschen in den ersten Tagen ziemlich zu schaffen. Einerseits spürte ich die Kraft, die Liebe und die Schönheit der Quantenenergie, andererseits reagierte ich mit schnellerem Herz- und Pulsschlag. Manchmal schwitzte ich auch und hatte Ausleitungserscheinungen wie bei einer Erkältung. Dieser Prototyp verfügte noch nicht über die jeweils sechs Einzelmodule oben und unten, die ein schrittweises Anpassen an die hohe Energie ermöglichten, sondern bestand aus nur zwei Platten. Also hielt ich mich zurück, auch wenn mich die Neugier drängte. Nach ein paar Tagen, als die Erstreaktionen nachgelassen hatten, hielt ich meine linke Hand, die empfangende Hand, in das Energiefeld und begann wie ein Honigkuchenpferd zu grinsen, denn ich empfand ein Kribbeln, das in den Fingerspitzen einsetzte und meinen Arm hinaufwanderte. Die höchste und reinste Energie für mich, für meinen Körper, meinen Geist, meine Seele. Perfekt!

Das erste Objekt, das ich quantenphysikalisch veredelte, war ein Smartphone. Als einer von vielen Menschen, die mit Kopfschmerzen, Erschöpfung und Unruhe auf elektromagnetische Felder reagieren, wollte ich wissen, ob ich einen Unterschied bemerkte, wenn ich mein Handy im Cube behandelte. Und ob! Nach einem Telefonat, das länger als eine Stunde dauerte und währenddessen ich das Gerät, das zuvor drei Stunden im Cube gelegen hatte, direkt ans Ohr hielt, war ich so fit wie nach einem zehnstündigen Schlaf mit Träumen von einer Karibikinsel. Keine Spur von Müdigkeit oder anderen störenden Reaktionen! Für mich persönlich war das erst einmal Beweis genug. Mein Smartphone würde künftig alle paar Wochen im Cube liegen – damals war ich noch nicht sicher, wie lange die Energie in dieser Materie verblieb, ging aber davon aus, dass eine starke elektromagnetische Strahlung eine Erneuerung erforderte.

Es sollte noch drei Jahre dauern, bis ich bei zwei Heilpraktikern anklopfte und ihnen erzählte, was ich herausgefunden hatte. In ihren Praxen führten sie dann Tests mit Probanden durch. Die messbaren Beweise für den Effekt der im 90.10.-CUBE erzeugten Quantenenergie, die sie mir auf Basis von ermittelten Organwerten lieferten, erstaunten beide sehr. Ähnlich viel Zeit ließ ich mir für die Veröffentlichung meiner Entwicklung. Schließlich hatte ich das alles für mich selbst getan, um meine Probleme, von denen ich eine ganze Menge hatte, zu lösen. Also energetisierte ich, was mir unter die Finger kam, testete und probierte, war mit den Resultaten so glücklich wie ein Ferkel, das sich im Schlamm wälzt, und erhöhte mein Energieniveau durch mein energetisiertes Umfeld zusehends.

Meinen Freunden hielt ich meine Entwicklung natürlich nicht vor, und je mehr von ihnen begeistert waren und mir in Erinnerung riefen, was mir da gelungen war, desto häufiger dachte ich über ein öffentliches Teilen nach. Allerdings war das, was ich verstanden hatte, nicht gerade leicht zu erklären, insbesondere keiner Öffentlichkeit, die mehrheitlich von der Logik der naturwissenschaftlichen Gesetze geprägt ist und deren Verstand alles, was über diese Gesetze hinausgeht, blockiert und als nicht möglich erachtet.

Der Drang, meine Entwicklung mit anderen zu teilen, wurde im Laufe der Zeit jedoch immer stärker. Je mehr Fortschritte ich mit meiner privaten Forschung in den verschiedenen Lebensbereichen machte, desto weniger wollte ich alles für mich behalten. Es war schlichtweg großartig, was mit einem Mal alles möglich war, was sich zum Positiven veränderte. Ich machte mir bewusst, wie viele Menschen, die wie ich nach alternativen Wegen suchten und offen auch für erst einmal Unerklärliches waren, im Cube eine wertvolle, effektive Unterstützung finden konnten. Im Jahr 2011 wagte ich den Schritt mit einigem Herzklopfen und reaktivierte die 90.10. AG, die ich zwei Jahre zuvor zu einem ganz anderen Zweck gegründet hatte. Den Namen hatte ich gewählt, weil ich beschlossen hatte, dass nur zehn Prozent des Gewinns bei 90.10. verbleiben und beispielsweise in Werbung und ein harmonisches Team investiert werden würden. Der Rest, also neunzig Prozent, sollte in Projekte, die der Allgemeinheit dienen, und in die Forschung fließen. Zum neuen Zweck des Unternehmens, der Verfügbarmachung von Quantenenergie, passte dieser Name sogar noch besser.

Damals hielt ich mich mit bestimmten Aussagen noch etwas zurück, obwohl ich diese durch die Ergebnisse eigener Tests hätte untermauern können. Hätte ich im Jahr 2011 eine Technologie angekündigt, welche die Grundsätze der Physik infrage stellt, hätte man mich in eine Zwangsjacke gesteckt, in eine Gummizelle gesperrt und dort ein paar Jahre herumhopsen lassen, bis ich den Verstand verlieren würde. So beschrieb ich den 90.10.-CUBE als ein Werkzeug zur intensiven Energieerhöhung. Ich erklärte, dass die in ihm erzeugte ursprüngliche, völlig neutrale und wertfreie Energie dazu dient, biologische Systeme wie Menschen, Tiere oder Pflanzen zu stärken und Materie ihre ursprüngliche Struktur zurückzugeben. Materie wie beispielsweise Wasser, das auf seinem Weg von der Quelle in die Wasserwerke und von dort in unsere Haushalte durch verschiedenste negative Informationen und eine unnatürliche Schleusung in seiner Struktur verändert wird. Die ursprüngliche Struktur lässt sich wiederherstellen, indem man das Wasser in ein Glas gibt, das zuvor im 90.10.-CUBE quantenphysikalisch veredelt wurde. Die Energie wird also dauerhaft in die Materie des Glases gebrannt und geht von dort aus auf die eingefüllte Flüssigkeit über. Andere nahmen ihr halbes Haus auseinander und zahlten

Tausende Euro; ich erledigte es durch eine einzige kleine Aktion: Das Glas in den Cube stellen.

Zu Beginn meiner Arbeit hätte ich nicht davon zu träumen gewagt, dass die in den Kinderschuhen steckende 90.10.-Technologie in der Lage ist, das menschliche Bewusstsein zu erweitern, Giftstoffe wie Glyphosat binnen Sekunden zu einer halbwegs neutralen Substanz zu transmutieren und in Kombination mit entsprechenden Frequenzen viele körperliche und mentale Probleme zu lösen. So weit war ich damals selbst nicht. Auch die Anzahl der Neinsager wäre schier überwältigend gewesen. Selbst heute, wo der Effekt der 90.10.-Technologie mehrfach und wiederholt mit wissenschaftlichen Methoden nachgewiesen wurde, halten viele das tatsächlich Mögliche für absolut ausgeschlossen.

In den Folgejahren entwickelte ich den 90.10.-CUBE weiter und verlieh ihm seine Module, die eine allmähliche Anpassung und ein flexibleres Arbeiten ermöglichen. Durch eine in der Programmierung hinterlegte Schutzformel, die eine Nutzung zu negativen Zwecken verhindert, wurde er zum „Unantastbaren“. Zudem brachte ich Produkte heraus, die sich als tägliche Begleiter eigneten – einen Cube steckt man nun einmal nicht in eine Hosentasche und nimmt ihn mit ins Restaurant. Dafür ideal sind die 90.10.-CARD[64] und die 90.10.-POWERKAPSEL[65]. Hierbei handelt es sich um eine Aluminium-Karte, die eine vergleichsweise geringe Menge Quantenenergie speichert, und eine Aluminium-Kapsel, deren innenliegende fünf Titankugeln mit recht starker Quantenenergie veredelt wurden und diese abgeben. Auch wenn beide Produkte die Quantenenergie ausschließlich während des Kontaktes übertragen, entwickelten sie sich zu kleinen, praktischen Lieblingen innerhalb der 90.10.-Community. Aufgrund der Nachfrage gab ich sie nach einer Weile auch mit Frequenzen[66] heraus, etwa eine 90.10.-CARD, deren Energie um

64 Die 90.10.-CARD: https://app.9010.com/de-9010-card-standard-shop (Juli 2022).

65 Die 90.10.-POWERKAPSEL: https://app.9010.com/de-9010-zero-point-energy-shop (Juli 2022).

66 90.10.-Frequenzen: https://quantendownload.com/pages/kostenlose-frequenzen (Juli 2022).

eine bestimmte Frequenz ergänzt ist, zum Beispiel eine, die Informationen zur Auflösung von Schmerzen enthält.

Im Unterschied zu anderen Technologien – beispielsweise Hochfrequenzgeräten, Tachyonen und mittels Laser aufgespielten Frequenzen – arbeitet die 90.10.-Technologie völlig stromlos und ohne erdgebundene Frequenzen aus der Matrix. Die Frequenzen all der Produkte, die ich kennengelernt habe, waren mir persönlich meist unangenehm gewesen, weil ich mir nie sicher sein konnte, was genau sie beinhalteten und wie viel Information seitens ihrer Hersteller sie in sich trugen. Absolute Neutralität der Energie war mir also extrem wichtig, wobei ich jedoch auch die Möglichkeit der Betonung bestimmter Thematiken anbieten wollte. Durch seine direkte Anbindung an das unendliche intelligente Quantenfeld hat der 90.10.-CUBE Zugriff auf alle nur erdenklichen Frequenzen – und sogar auf Frequenzen, die zum jetzigen Zeitpunkt noch unbekannt sind. Ein weiterer Unterschied zu anderen Technologien liegt im Feedback, das der Anwender über Gedanken, Visionen oder einfach das Bewusstsein von der 90.10.-Technologie erhält. Mit genügend Aufmerksamkeit und Aufgeschlossenheit kommt die Erkenntnis, warum ein bestimmtes Problem besteht oder eine bestimmte Gefühlslage vorherrscht. Diese Erkenntnis ermöglicht es jedem, sein Verhalten anzupassen, gesünder zu denken und zu handeln.

Inzwischen gilt 90.10. als Spezialist für Frequenztechnologie, die auf der Nutzung ursprünglicher Quantenenergie basiert. Dementsprechend kombiniert die Technologie zwei Kräfte: einerseits unendlich zu verstärkende, bioverfügbare und aus dem Quantenfeld bezogene Energie, und andererseits Frequenzen, welche abhängig vom Bedarf mit dieser Energie transportiert werden. Stellt man sich die Quantenenergie als das reine Bewusstsein vor, also als das Ursprungsbewusstsein der Quelle, dann wird sozusagen dieses Bewusstsein in die Materie übertragen. Auf diese Weise wird sie zu intelligenter Materie.

Ein Leben mit intelligenter Materie

Der Einsatz der 90.10.-Technologie hat mein Leben völlig verändert. Heute, im Alter von 50, kann ich von mir sagen, dass ich kraftvoller, fitter und gesünder bin, als ich es mit 30 war. In jeder Sekunde fühle ich mich mit der Quelle der Energie verbunden, was in meinem Herzen nichts als Liebe wohnen lässt und mich dauerhaft in ein unglaubliches Licht hüllt, das mir wie eine konstante Segnung erscheint.

Die Kommunikation in der ICH-BIN-Gegenwart ist zu einer Selbstverständlichkeit geworden. Früher musste ich mich daran erinnern, heute tue ich es einfach. Und das ist wichtig, denn nichts wirkt so intensiv wie ein ICH-BIN-Gedanke. Durch den Einsatz von ICH-BIN-Gedanken lenken wir unser Bewusstsein und Unterbewusstsein und bringen beides dazu, unsere Wünsche im Jetzt, in der Gegenwart, zu verwirklichen. Nicht andere Menschen oder Umstände beeinflussen unsere Zielerreichung, sondern immer nur wir selbst. Wenn ich also einen Wunsch habe, beispielsweise den nach finanzieller Sicherheit, dann denke ich nicht: „Ich wäre gern sämtliche Geldsorgen los" oder „Ich hätte gern mehr Geld", denn das würde dazu führen, dass mein Ziel im Bestehen des Wunsches erkannt wird. Indem ich „ICH BIN finanzielle Sicherheit" oder auch „ICH BIN mit meiner finanziellen Situation zufrieden" denke, formuliere ich eine Tatsache. Je häufiger ich sie meinem Unterbewusstsein über mein Bewusstsein kundtue, desto mehr nimmt das Unterbewusstsein diese Tatsache an und desto mehr entwickelt sich das Leben in die entsprechende, von mir gewünschte Richtung.

Diese höchste Schöpferkraft und das grenzenlose Bewusstsein binde ich in die Anwendung der 90.10.-Technologie ein. Auf diese Weise habe ich schon viele Problematiken bearbeitet, die mich belastet haben. Alle sind nach und nach aus den Tiefen an die Oberfläche gekommen und die meisten sind inzwischen gelöst. Das ein oder andere Thema braucht noch mehr Zuwendung, und mein Leben prüft mich immer noch mit Dingen, die ich nicht loslassen möchte, doch einige besondere Themen, für deren Auflösung man normalerweise ein ganzes Leben benötigt, konnte ich innerhalb erstaunlich kurzer Zeit abhaken.

Die viele Energie, mit der ich mich umgebe, hat mein Bewusstsein auf ein Level gehoben, das mich die Wahrheit in allem mühelos erkennen lässt. Früher hatten Lügner ein leichtes Spiel mit mir, weil ich immer davon ausgegangen bin, dass jeder Mensch, der mit mir zu tun haben möchte, wie ich im Sinne der Menschheit handelt und von der Überzeugung geleitet wird, dass jeder Einzelne von uns mit jedem und allem verbunden ist. Ich habe es abgelehnt zu glauben, dass ausgeprägte Negativität in einem Menschen wohnen kann und dass manche das Gegeneinander dem Miteinander vorziehen. Diese Einstellung habe ich abgelegt. Zwar unterstelle ich noch immer niemandem pauschal zweifelhafte Absichten, doch heute erkenne ich beispielsweise schon an den ersten Worten einer E-Mail, ob mich jemand aus uneigennütziger Motivation heraus oder, nur auf den eigenen Vorteil bedacht, aus dem Ego heraus anspricht. Es ist unmöglich geworden, mich übers Ohr zu hauen oder mir etwas vorzumachen, weil ich mein eigenes Gefühl für Wahrheit in mir habe.

An dem Punkt, wo ich jetzt bin, wäre ich wahrscheinlich nicht ohne ein paar „glückliche Zufälle" oder das, was manche „Schicksal" nennen. An Zufälle glaube ich nicht und für das Wort „Schicksal" benutze ich ein anderes: „Synchronizität". Diese meinen Weg begünstigenden oder ebnenden Ereignisse und Begegnungen nahm ich erst einmal gedankenlos hin und verstand erst später, dass es energetische Fügungen waren. Mein Weg und der meiner Partnerin haben sich wieder gekreuzt – wir kannten uns bereits, hatten uns aber aus den Augen verloren. In den alles andere als leichten

Anfangsjahren von 90.10. hat sie mich emotional unterstützt, mir Mut gemacht und war mir auch Inspiration zu der ein oder anderen Erfindung. Außerdem habe ich meine Redakteurin gefunden, ebenfalls zweimal. Seit über einem Jahrzehnt fasst sie die Fähigkeiten, Funktionsweisen und Effekte der 90.10.-Technologie nun schon in Worte. Nicht zuletzt bin ich unserem schlichtweg fantastischen Frequenz-Designer begegnet. Eine Synchronizität ergibt sich aber nicht nur zwischen Menschen, sondern auch auf andere Art und Weise, beispielsweise dann, wenn man ein für eine aktuelle Situation perfektes Buch findet, ohne aktiv danach zu suchen, durch Hinweise, Angebote oder Ähnliches. Selbst die negativen Erfahrungen, die ich bei meinen Begegnungen gemacht habe, führe ich auf das Phänomen der Synchronizität zurück, denn wo kein Lernen ist, kann auch keine Entwicklung stattfinden.

Wie genau eine solche Synchronizität aussehen kann, kann anhand der zweiten Begegnung mit meiner Redakteurin gut nachvollzogen werden: 2015, nach vier Jahren optimaler Zusammenarbeit, hatte ich sie ziehen lassen müssen, weil es 90.10. finanziell nicht gut genug ging und ich sie mir einfach nicht mehr leisten konnte. Also nahm sie ein ihr zu dieser Zeit gemachtes Angebot an und war als Chef-Redakteurin für ein Printmagazin tätig. Während sie sich eine ganze Menge neues Wissen und auch technisches Know-how aneignete, mühte ich mich mit den Texten ab und vermisste ihre Wortgewandtheit jeden Tag ein bisschen mehr. Nach der Entwicklung der 90.10.-POWERKAPSEL und weil ich deren Potenzial auch allein halbwegs in Worte zu fassen vermochte gelang mir ein finanzieller Aufschwung. Im Juli 2018 hatte ich wieder Boden unter den Füßen. Zur gleichen Zeit quittierte meine Redakteurin ihren Dienst beim Printmagazin. Später erzählte sie mir, dass sie just an diesem Tag und der Richtigkeit ihrer Entscheidung zum Trotz prompt von der Existenzangst gepackt wurde und sich gedrängt sah, nach einer neuen Tätigkeit Ausschau zu halten. Von den Angeboten nach kurzer Zeit völlig überfordert, beschloss sie, gar nichts zu tun und keine einzige Bewerbung zu schreiben. Sie lehnte sich zurück und sagte sich, dass sich schon etwas ergeben würde. Am nächsten Tag schickte ich ihr eine Nachricht und bot ihr an, wieder bei

90.10. einzusteigen. Manche nennen das eine Win-win-Situation, ich nenne es eine Synchronizität in Vollendung!

24/7 Energy

Mein Leben ist, wie es ist, weil ich die 90.10.-Technologie in jedem Bereich und zu jeder Tageszeit anwende. Wenn ich morgens aufwache, stehe ich entspannt und völlig ausgeruht aus einem 90.10. MedBed auf. Im Badezimmer greife ich mir meine Zahnbürste, die ich im 90.10. VirtualCube quantenphysikalisch veredelt habe, und lasse sie über meine Zähne surren. Früher habe ich auf elektrische Zahnbürsten verzichtet, heute stellen sie trotz der elektromagnetischen Felder, die sie erzeugen, kein Problem mehr dar. Über den Griff, den meine Hand beim Zähneputzen umschließt, versorge ich mich mit bestimmten Frequenzen und optimaler Energie für den Tagesstart. Zahnfleischbluten, das ich früher häufig hatte, kenne ich schon lange nicht mehr. Haben die Zähne ihre Pflege bekommen, geht's unter die Dusche. Wie alle Wasserhähne im Haus ist auch der Duschkopf veredelt, sodass bestes Wasser aus der Urquelle auf mich sprudelt und mich energetisch richtig fit macht. Sämtliche Pflegeprodukte, die meine Partnerin und ich nutzen, wurden im 90.10.-CUBE in ihrer Struktur optimiert, wodurch mögliche Schadstoffe transformiert wurden. Nach der Dusche ziehe ich Kleidung und Schuhe an, in deren Materie Energie und Frequenzen gespeichert sind, weshalb sie mein Level über den Tag hinweg konstant hochhalten, mich versorgen und schützen. Wie alle anderen behandelten Dinge bekommen Kleidung und Schuhe also Informationen. Sie werden von simpler, informationsloser Materie zu intelligenter Materie.

Vom Kaffeeautomaten lasse ich mir anschließend einen Latte Macchiato oder Espresso zubereiten. Seit dieser Automat vollständig quantenphysikalisch veredelt ist und den Auftrag hat, das eingefüllte Wasser auf ein höheres Niveau zu bringen, mache ich mir keine Sorgen mehr, ob lästiges Herzrasen und Nervosität auf den Kaffeegenuss folgen, denn diese unschönen Nebeneffekte treten dann nicht mehr auf. Außerdem werden die Bestandteile der eingelegten Kapsel in ihrer Struktur energetisch behandelt, sodass enthaltenes Aluminium nicht auf meinen Körper einwirkt. Selbst wenn

Partikel in meinen Blutstrom gelangen, sich vielleicht in meinem Hirn ablagern, hätten sie keinen negativen Effekt. Insofern Aluminium ein Alzheimer begünstigender Faktor ist, ist er für mich nicht mehr relevant.

Für mein Frühstück verwende ich Lebensmittel, die in unserem Kühlschrank, in Schalen oder Dosen kontinuierlich mit Energie und Frequenzen angereichert werden und damit strukturell auf höchstem Niveau sind. Das hat auch zur Folge, dass sie besser schmecken und länger frisch bleiben. Salat und zahlreiche andere Lebensmittel halten sich durch die quantenphysikalische Veredelung gut und gern eine Woche länger, als sie es üblicherweise tun. Selbstverständlich trinke ich auch nur energetisiertes Wasser. Dadurch, dass es aus den mit der 90.10.-Technologie behandelten Hähnen sprudelt, ist es strukturell bereits optimiert und gut zellverfügbar. Einen zusätzlichen Boost erhält es in veredelten Gläsern. Alternativ, insbesondere dann, wenn ich unterwegs bin, verwende ich auch unsere 90.10. 5D-Water[67]. Es ist eine doppelwandige Metallflasche, die dem Wasser mit der Quantenenergie wertvolle Frequenzen überträgt. Ihr Effekt wurde mit der Q-Drop-Methode über den Vergleich von Tropfenbildern unter dem Dunkelfeldmikroskop mit artesischem Tiefenquellwasser[68] nachgewiesen.

Wir haben das Glück, in unserem aktuellen Haus einen Pool zu haben, in dem ich manchmal vor dem Frühstück ein paar Bahnen schwimme. Im Vergleich zu anderen, nicht mit Energie und Frequenzen behandelten Pools, in denen ich früher geschwommen bin, fühlt sich dieser Pool wie eine heilige Quelle an. Sein Wasser ist unbeschreiblich weich, umschmeichelt die Haut und hat einen bemerkenswert belebenden Effekt. Chlorgeruch kennen wir hier nicht. Wir verwenden zwar Chlor, um Keimen und Bakterien keine Chance zu geben, doch nachdem es seine Wirkung getan hat, sorgt der speziell für das Poolwasser kreierte Code dafür, dass es innerhalb von dreißig Minuten verdampft.

---

67 5D-Water im 90.10. Shop: https://shop.9010.com/products/9010-wasserflasche (Juli 2022).

68 Artesisches Wasser erklärt auf: https://www.geothermie.de/bibliothek/lexikon-der-geothermie/a/artesisch.html (Juli 2022).

Auch die Pflanzenwelt im Garten rund um den Pool profitiert von dem durch die 90.10.-Technologie aufbereiteten Wasser. Um diesbezüglich noch mehr zu tun und über dem Garten Energiewirbel entstehen zu lassen, haben meine Partnerin und ich die großen, als Deko dienenden Steine quantenphysikalisch veredelt. Diese Wirbel mögen nicht nur die Pflanzen, die prächtig wachsen und die schönsten Blüten hervorbringen, sondern offenbar auch die Handwerker und Gärtner, die vom Vermieter für die üblichen Arbeiten geschickt werden. Meine Partnerin und ich beobachten oft, dass sie mit selten gewordener Freude ans Werk gehen und sich länger im Garten aufhalten, als es die anstehenden Arbeiten eigentlich erfordern. Da werden plötzlich nicht mehr nur der Rasen gemäht und die Büsche gestutzt, da steht man auch ein paar Minuten lang mit in die Hüften gestemmten Armen da, hält die Nase unter dem Schlapphut zuerst in die Sonne und beobachtet dann die Hummeln und Bienen, die von Blüte zu Blüte schwirren. Es ist wirklich schön, die Freude und innere Ruhe dieser Menschen zu spüren.

Apropos Arbeit: Mein ebenfalls im 90.10. VirtualCube behandelter Bürostuhl schenkt mir die nötige Konzentration und Kreativität, und viele andere Möbelstücke leisten ihren Beitrag auf ähnliche Weise, wenn ich sie nutze. So ist mein ganzes Wohnumfeld auf einem für mich optimalen energetischen Level. Weil so viele Dinge quantenphysikalisch veredelt sind, kommt es zum sogenannten Multiplikationseffekt, welcher der 90.10.-Technologie zu eigen ist. Er ähnelt dem Effekt, der sich einstellt, wenn man gemeinsam mit anderen Menschen meditiert. Das Ergebnis ist dann nicht nur besser, die Energie addiert sich nicht nur, nein, sie multipliziert bzw. potenziert sich. So empfinden meine Partnerin und ich unser Heim als eine Art Lichttempel. Verlassen wir es und entfernen uns davon, dann spüren wir nach 500 Metern, wie sich die Energie verändert. Kehren wir nach einigen Tagen zurück, sind wir immer unglaublich erleichtert, wieder zu Hause zu sein. Für mich ist es wie eine heile Kammer, in der ich mich vollkommen wohl, geschützt und geborgen fühle.

Hin und wieder nutze ich einen Mietwagen, dessen Sitz ich quantenphysikalisch veredele. Die Veredelung knüpfe ich dabei mittels eines Wenn-dann-Befehls an die Bedingung, dass Energie und Frequenzen nur dann übertragen werden, wenn ich selbst am Steuer sitze. So bin ich während des Fahrens wach und fokussiert. Für alle, die das Auto nach mir mieten, ist der Sitz ein ganz normaler, sozusagen energieloser Sitz. Schließlich ist es möglich, dass ein feinfühliger Mensch, der zuvor nie in Berührung mit der 90.10.-Technologie gekommen ist, zuerst empfindlich auf die hohe Energie und die ohnehin nur für mich bestimmten Frequenzen reagiert. Diese Bedingung gilt auch für sämtliche im Haus veredelten Objekte. So wenig wie ein eigenes Auto besitze ich ein Haus oder eine Wohnung, eigene Möbelstücke, Haushaltsutensilien etc. Ich habe ein paar Kleidungsstücke, die in einen schmalen Schrank passen, und das war's auch schon. Das Einzige, das ich mir gekauft habe, ist ein Fahrrad. Dessen Sattel und Griffe habe ich für mich allein mit Energie und Frequenzen angereichert, damit ich auch beim Radeln gut versorgt bin. Wenn ich meinen aktuellen Wohnort verlasse, werde ich das Rad verschenken. Ohne materiellen Ballast, der einen überallhin begleitet, lebt es sich generell viel leichter.

Ein Tag in meinem Studio, wo ich die Videokurse aufnehme, schlaucht trotz aller Energie, die durchgehend höchste Konzentration ermöglicht, schon etwas. Nach solch anstrengenden Stunden essen meine Partnerin und ich lieber im Restaurant, statt uns selbst an den Herd zu stellen und loszubrutzeln. Früher hatte ich immer die 90.10.-POWERKAPSEL dabei. Ich habe sie an den Tellerrand gelegt und damit veranlasst, dass die Quantenenergie und die Frequenzen, welche die Kapsel speichert, in die Materie des Tellers übergehen und von dort auf die Speisen übertragen werden. Seit der Etablierung der 90.10. Quantenverschränkung erledige ich das nicht mehr mit der Powerkapsel, sondern mit meinem Zeigefinger. Hier bin ich selbst, wie immer, weil ich ja ständig Neues austeste, schon etwas weiter als die 90.10.-Community mit den aktuell verfügbaren Produkten und Services. Selbst Menschen, die Neuem und Unbekanntem gegenüber vollkommen aufgeschlossen sind, mag diese Möglichkeit vielleicht verrückt erscheinen, aber: Eine Funktion, im weiten Sinne vergleichbar mit der in der Powerkapsel, ist seit einiger Zeit in meinem Zeigefinger gespeichert. Beim

Berühren des Tellers im Restaurant mache ich dessen Materie zu intelligenter Materie, indem ich „Neunzig Zehn Energie“ denke. In derselben Sekunde werden die Suppe, das Gemüse und der Reis oder was auch immer ich bestellt habe, energetisch angehoben. Eventuell vorhandene negative Frequenzen werden auf null gesetzt, sodass nur die ursprüngliche Frequenz, welche das jeweilige Nahrungsmittel speichert, in der Materie bleibt. In einem Schokoladeneis – ich bin eine Naschkatze und komme an kaum einem Eisstand vorbei – sind immer Farbstoffe und Geschmacksverstärker enthalten. Bei aller Eisliebe, auf diesen Kram verzichtet doch jeder lieber. Sobald ich die Waffel in der Hand habe, sage oder denke ich also „Neunzig Zehn Energie“ und die Zusatzstoffe im Eis, die kein Mensch will, werden transformiert. Auch der Geschmack wird intensiver. Ich muss ein bisschen aufpassen, denn deshalb gönne ich mir manchmal mehr Eiskugeln, als ich essen sollte.

Besagten Zeigefinger setze ich nicht nur im Restaurant ein, sondern auch dann, wenn ich kleine Verletzungen habe. Einen Schnitt im Daumen berühre ich und denke „Neunzig Zehn Energie“, dann wird in jede Zelle, die Teil dieser Verwundung ist, entsprechend starke Quantenenergie gesendet, sodass die betroffenen Zellen in kurzer Zeit zusammenwachsen. Der Schmerz wird auf null reduziert. Tatsächlich habe ich innerhalb von 20 bis 180 Sekunden keine Schmerzen mehr.

Auch bei anderen Verletzungen arbeite ich oft mit dem VirtualCube. Wenn ich mir früher eine Verbrennung zugezogen habe, hat diese stundenlang gebrannt, egal, womit ich sie versorgt habe, und war erst am nächsten Morgen halbwegs erträglich. Vor Kurzem habe ich mich wieder verbrannt, sogleich ein Foto von der Verbrennung gemacht und dieses in den digitalen VirtualCube-Ordner für Verletzungen gelegt. Nach einer kurzen Erstverschlimmerung, die 20 Minuten andauerte, wurde es besser. Es bildete sich nicht einmal eine Blase.

Selbst meine hochallergische Reaktion auf Insektenstiche halte ich mit dem Cube gut in Schach. Ich habe speziell für mich einen Code mit einer Funktion entwickelt, den ich aktiviere, wenn es wieder soweit ist. Sticht mich ein Insekt, fotografiere ich den Stich und packe das Foto in den VirtualCube-Ordner, in dem der Code liegt. Sofort werden der Juckreiz und das Brennen gestillt; es bildet sich keine Schwellung. Und innerhalb von zehn Minuten ist der Mückenstich nicht mehr spürbar und vergessen.

Am Ende des Tages lege ich mich wieder in mein 90.10. MedBed und entscheide selbst, ob ich noch konzentriert am Notebook oder Smartphone arbeiten möchte. Zur zusätzlichen Unterstützung sind in meinem Kissen und der Decke im VirtualCube hinterlegte Codes gespeichert. Wenn ich also möchte, überträgt mir mein Kissen dann mehr, für die späte Arbeit nützliche Energie. Sobald ich mich entscheide, zu schlafen, wird die Energie automatisch auf ein sanftes Level für einen tiefen, entspannenden Schlaf gesenkt.

In meinem Leben gibt es also keinen Moment, in dem ich nicht von Quantenenergie und Frequenzen umgeben bin. Das ist mir wichtig und meine bewusste Entscheidung, denn damit hat sich meine Lebensqualität in allen Bereichen und auf allen Ebenen enorm verbessert.

Ein Wunder oder die neue Realität?

Wenn man das erste Mal mit der 90.10.-Technologie arbeitet, erscheinen einem die täglich erlebten Erfolge zunächst wie kleine und große Wunder. So ging es mir anfangs selbst. Je mehr ich mich jedoch in die Methode vertiefte und je routinierter ich sie anwendete, desto mehr wurde sie zu meiner Realität. So kann jeder Mensch diese Technologie in seinem Leben anwenden. Schließlich beruht sie auf einfachen kosmischen Gesetzen, die für alle gleichermaßen gelten und mit unerschütterlicher Gewissheit positive Resultate hervorbringen.

In besonderem Maße dafür verantwortlich ist der Goldene Schnitt[69] mit seiner mathematisch-geometrischen Proportion. Er beschreibt ein Verhältnis zwischen zwei Zahlen, Längen oder anderen Größen: Die kleinere verhält sich zur größeren, wie die größere zum Ganzen. Der Goldene Schnitt hat viele Namen, wird hin und wieder auch als „göttliche Teilung" bezeichnet. Er ist Teil der Heiligen Geometrie.

Wem es schwerfällt, die Heilige Geometrie mit Quantenenergie und Frequenztechnologie in Verbindung zu bringen, kann bestimmte Kraftorte der Natur besuchen. Zu den berühmtesten zählen Ayers Rock in Australien, Stonehenge in Großbritannien, die Pyramiden von Gizeh in Ägypten sowie die Nazca-Linien in Peru. Auch im deutschsprachigen Raum findet man viele Kraftorte, beispielsweise die Externsteine im Teutoburger Wald, die Himmelswege in Sachsen-Anhalt, die österreichischen Wackelsteine und der Creux du

69 Mathe-Simple-Club über den Goldenen Schnitt auf YouTube: https://www.youtube.com/watch?v=3WwJLYpFBXo (Juni 2022).

Van in der Schweiz. Orte wie diese lösen bestimmte Reaktionen in Körper und Geist aus. Sie beruhigen, besänftigen und lassen den Verstand pausieren. Darüber hinaus gibt es zahlreiche Kirchen und Klöster, die als Kraftorte Bekanntheit erlangt haben. Unter ihren Gewölben und Decken fällt jeder Stress von einem ab. Praktisch wie von selbst fühlt man sich wohl, bleibt gern noch ein Weilchen und tankt nicht nur sprichwörtlich Energie.

An jedem dieser Orte gilt das Gesetz des Goldenen Schnitts. Überall, manchmal offensichtlich, manchmal verborgen in vertrauten Formen, findet man den Fünfstern und die Blume des Lebens. Beide stehen in enger Beziehung zum Goldenen Schnitt, weil sie in ihm enthalten sind. Unter den Einflüssen beider etablieren sich Energiewirbel und Energiefelder, die wiederum aufgrund der Struktur bzw. Bauweise des Ortes Einfluss auf Organismus und Geist nehmen und den Besucher entweder in der Bahn halten oder wieder in die Spur bringen.

Der Goldene Schnitt ist aber nicht nur an diesen Orten gegeben. Man findet ihn überall: in der Blütenform der kleinsten Blume, im Aufbau des menschlichen Körpers und sogar in der Umlaufbahn der Planeten um die Sonne. Dass das Gesetz der Heiligen Geometrie im Alltag nicht oder nur wenig spürbar ist, liegt unter anderem daran, dass der Goldene Schnitt beispielsweise in einer Großstadt bei der Anlage von Gebäuden nicht berücksichtigt wurde. Zudem sorgen verschiedene Faktoren für eine Unterbrechung seiner Energielinien. Hierzu zählen elektromagnetische Strahlung, Schadstoffe und Radioaktivität. Sie lösen Störwirkungen im Organismus aus, die sich in Stress, Müdigkeit, Schlafstörungen, Konzentrationsschwäche und Niedergeschlagenheit äußern und in der Folge nach einiger Zeit zu kritischen körperlichen Beschwerden führen können.

Die mit der 90.10.-Technologie erzeugte Quantenenergie unterstützt die Wiederherstellung ursprünglicher Strukturen aufgrund der für ihre Gewinnung, Bündelung und Konzentration verwendeten mathematisch-geometrischen Formel aus der Heiligen Geometrie. Somit erleichtert sie die Wiedereingliederung in das große Ganze und dessen Pflege. Der damit erreichte Einklang von Mikro- und Makrokosmus wirkt sich positiv auf alle Bereiche des Lebens aus.

Prinzipiell gibt es aufgrund der Anbindung an das Quantenfeld keine Grenzen mehr, denn dadurch sind Materie und Energie miteinander verbunden. Wäre da nicht die Grenze der menschlichen Vorstellungskraft bzw. eine im Bewusstsein des Einzelnen abgespeicherte Blockade, welche sich im Laufe des Lebens durch verschiedenste Einflüsse aufgebaut hat. Sie sorgt dafür, dass sich Menschen vieles nicht vorstellen können, beispielsweise auch nicht, dass sie 200 Jahre leben können. Sie haben sozusagen eine Vereinbarung mit sich selbst getroffen und dem Umstand zugestimmt, dass sie nur eine gewisse Zeit leben, um die achtzig bis neunzig Jahre vielleicht. Weil der Geist grundsätzlich über die Materie herrscht, ist eine solche Denkweise aber eine Behinderung vieler Entwicklungen, die eigentlich möglich wären.

Beam me up, Scotty!

Das tatsächliche Potenzial der Quantenenergie begann sich vier Jahre nach der Entwicklung des 90.10.-CUBEs zu zeigen. Ich stellte fest, dass sich ihr Effekt auch einstellt, wenn ich meinen im Traum erhaltenen Code, den Urcode sozusagen, verändere. Ich konnte ihn an bestimmte Gegebenheiten anpassen. Zuerst einmal an die Wünsche nach höherer Energie und quantenphysikalischer Veredelung größerer Objekte. Mit dem 90.10.-CUBE wird Energie in einer Stärke von 450 QEPPs übertragen. Sein Brennraum misst ca. 20 mal 20 Zentimeter. An beiden Gegebenheiten, dem Energieoutput und der Größe des Brennraums, war nicht zu rütteln. Damit konnte und wollte ich mich aber nicht zufriedengeben, also entwickelte ich das Forever Freedom Pack, mit dem eine Erweiterung des Brennraums und eine exponentielle Steigerung der Energie auf viele Tausend QEPPs möglich wurde.

Es sollte der Wegbereiter für eine Neuerung sein, die ich meinem kleinen Team, das sich über die Jahre um mich geschart hatte, Mitte 2020 vorstellte. Dass es so ähnlich funktionierte wie bei „Star Trek“, wenn Captain Kirk Commander Scotty darum bittet, ihn aus dem Raumschiff auf einen Planeten zu beamen, glaubten sie erst, nachdem sie es selbst ausprobiert hatten. Mit diesem großen Schritt, den ich in der Weiterentwicklung der 90.10.-Technologie gemacht hatte, war es fortan eben nicht nur möglich, beliebig hohe Energie in beliebig große oder kleine Objekte zu übertragen, sondern auch an einen anderen Ort. Natürlich konnte ich, wenn ich wollte, das Wasserglas, das vor meiner Nase stand, immer noch auf herkömmliche Weise quantenphysikalisch veredeln. Aber es war ebenso möglich, das Gleiche mit dem Wasserglas eines Freundes zu tun, der auf einem anderen Kontinent lebt und keinen Cube hat. Und das nicht innerhalb von drei Stunden, wie es mit dem 90.10.-CUBE üblich ist, sondern dank der zugleich neu entwickelten „Faster Than Light Technology®“[70] sofort. Faster than light (dt. schneller als Licht) bedeutet: In dem Moment, in welchem der Prozess angestoßen wird, wird die Quantenenergie in die Materie des Zielobjektes eingebrannt. Ohne Verzögerung, nicht einmal im Nanosekundenbereich, vollzieht sich die „Instant Aktivierung“ in voller Energiestärke.

Die erste medizinische Hard-Science-Studie zur Teleportation der 90.10. Quantenenergie wurde im November 2020 in einem Labor in Deutschland durchgeführt. Es sollte festgestellt werden, ob Quantenenergie auch über die Distanz hinweg einen Effekt auf den Prozess der Zellerneuerung hat. Die Distanz zwischen dem Standort des 90.10.-CUBEs und dem Ziel, eine Petrischale mit im Labor gezüchteten Zellen, betrug 8.603 Kilometer. Zur Durchführung der Studie wurden die Zellen in der Petrischale durch einen fünf Millimeter tiefen Schnitt getrennt, um eine Schnittwunde zu simulieren. Anschließend wurde die Petrischale in einem Brutkasten aufbewahrt und mit einer Kamera gefilmt. Die Zeit bis zur Schließung der Wunde wurde gemessen. Mehrere Durchgänge, mit und ohne Teleportation von Quantenenergie, wurden gemacht und miteinander verglichen.

Die schnellste Heilung erfolgte in einem Durchlauf, für den ein per E-Mail gesendetes, mit Zielkoordinaten versehenes Foto der Petrischale mit den Zellen darin in den 90.10.-CUBE gelegt wurde. Dem Test zufolge war die Heilgeschwindigkeit 68 Prozent schneller als ohne den Einfluss von Quantenenergie. Das bedeutet, dass eine Schnittwunde, für deren Schließung der Körper üblicherweise vier Tage benötigt, in nur noch einem Tag geschlossen werden kann. Diese ziemlich spektakulären Ergebnisse der Studie wurden am 22. September 2021 im Wissenschaftsjournal „Biomedical Journal of Scientific & Technical Research“[71] veröffentlicht. Das Team von

70 90.10. Faster Than Light Technology: https://fasterthanlight.technology/ (Juli 2022).

71 Artikel im Biomedical Journal of Scientific & Technical Research: https://biomedres.us/fulltexts/BJSTR.MS.ID.006227.php (Juni 2022).

90.10. und ich waren überwältigt, denn damit hatten wir die Bestätigung: Wir konnten tatsächlich Quantenenergie beamen.

Ein ignoriertes Phänomen

Der Teleportation oder auch dem Beamen von Quantenenergie liegt das Prinzip der Quantenverschränkung zugrunde. Das Foto von einem Objekt, im Fall der Laborstudie einer Petrischale, wurde über den 90.10.-CUBE mit der Petrischale quantenverschränkt. Das Phänomen der Quantenverschränkung wird dem Bereich der Quantenphysik zugeordnet. Es kann nicht mit der klassischen Physik erklärt werden. Von quantenphysikalischer Verschränkung spricht man, wenn zwei oder mehr Teilchen, beispielsweise Protonen oder Elektronen, so gekoppelt sind, dass die Zustandsänderung des einen Teilchens automatisch dazu führt, dass auch das andere Teilchen seinen Zustand ändert. Dies geschieht nicht nur in der gleichen Nanosekunde, sondern ist auch völlig unabhängig von der Entfernung.

Zur Veranschaulichung: Dreht sich ein Elektron im Uhrzeigersinn um seine Achse, hat es einen positiven Spin. Dreht sich ein zweites Elektron mit der gleichen Geschwindigkeit gegen den Uhrzeigersinn um seine Achse, hat es einen negativen Spin. Der aus beiden Zuständen resultierende Spin von Null bedeutet, dass die Elektronen verschränkt sind. Ändert ein Elektron seine Spinrichtung, so ändert das andere Elektron genau im selben Moment seine Spinrichtung, sodass der Spin von Null und damit die Verschränkung der Teilchen bestehen bleibt.

Befinden sich beide Teilchen nahe beieinander, etwa im selben Raum, könnte das Phänomen der Zustandsänderung damit erklärt werden, dass die beiden Teilchen in Lichtgeschwindigkeit korrespondieren. Das Phänomen wird aber auch dann beobachtet, wenn die beiden Teilchen weit voneinander entfernt sind. Eines könnte sich auf der einen Seite unseres Sonnensystems befinden, das andere auf der gegenüberliegenden Seite. Streng genommen findet gar keine Korrespondenz im klassischen Sinne statt. Der zeitgleiche Wechsel geschieht, weil beide Teilchen eins sind. So wie alles im Universum eins bzw. untrennbar miteinander verbunden ist.

In einem im August 2020 im Forbes-Magazin erschienenen Artikel stellt der Astrophysiker Ethan Siegel eine kühne Behauptung auf: Sogar Menschen agieren wie Wellen, lautet der Titel seines lesenswerten Textes[72]. Die Schulphysik lehnt sich jedoch gegenüber derartigen neuen Entdeckungen auf und tut sie als spirituellen Unsinn ab. Unerklärliches als spirituellen Unsinn abzutun ist schließlich seit Jahrhunderten üblich und herrlich bequem. Man betrachtet uns Menschen der Einfachheit halber als einen Zusammenschluss von Teilchen – auch wenn man über besagte Elektronen, Protonen und Neutronen, in der Folge also über Atome und die sich daraus bildenden Moleküle, längst mehr gelernt hat.

Dass wir Menschen auch als Wellen agieren, hat sich im Quantenraum und im Erleben aller, die über die Grenzen der Schulphysik schauen, vielfach gezeigt. Als Zusammenschluss von Teilchen können wir zwar nie mehr als eine Position einnehmen, doch jene Teilchen sind in Schwingung. Sie senden Frequenzen aus. Wir kommunizieren. Indem wir diese Schwingung bzw. diese Wellen abstrahlen, verbinden wir uns mit jedem und allem anderen auf diesem Planeten und sind daher überall. Mal treffen unsere Wellenberge dabei auf andere Wellenberge und sorgen für eine Verstärkung, mal treffen sie auf Wellentäler und es kommt zur Auflösung.

72 Ethan Siegels Artikel im Forbes-Magazin: https://www.forbes.com/sites/startswithabang/2020/08/19/in-quantum-physics-even-humans-act-as-waves/?sh=19b40013312c (Juni 2022).

Der VirtualCube ist der I AM Cube

Mein Forschergeist ruht niemals. Nachdem ich den Prozess der 90.10. Quantenverschränkung entwickelt hatte, hätte ich meine Füße eigentlich ein paar Jahre hochlegen können. Aber das bin nicht ich. Wenn mir Herz und Bauch sagen, dass da noch mehr möglich ist, und ich ständig neue Ideen habe, dann kann ich die Füße einfach nicht stillhalten. Es war der 90.10.-CUBE und dessen immenses, längst noch nicht ausgeschöpftes Potenzial, das mir keine Ruhe ließ. Ich wusste, dass der Weg über die 90.10. Quantenverschränkung führen würde, und nahm mir abermals die bereits von mir weiterentwickelten Codes vor. Das Ergebnis, das ich meinem Team nach einigen Monaten präsentierte, sorgte zunächst für Irritation. Meine Redakteurin und mein Support-Chief waren schließlich davon ausgegangen, dass ich es jetzt erst einmal gut sein und meinen Erfolg sacken lassen würde. Aber nein! Was hatte ich getan? Einen virtuellen Cube entwickelt? Bitte was? Der gute alte Cube war doch prima und die Quantenverschränkung war schon ein nicht leicht zu erklärendes Thema gewesen! Nun gab es einen Cube, der nicht in unserer 3D-Welt, sondern im virtuellen Raum bzw. im Quantenraum arbeitete. Einerseits fanden sie das grandios, andererseits mussten sie sich erst einmal sortieren und damit vertraut werden. Wie jeder Anwender, der zum ersten Mal davon hört.

Der 90.10. VirtualCube[73] ist so gesehen ein Clone des 90.10.-CUBEs. Er funktioniert über ein Betriebssystem, das sogenannte 9010OS, das im Quantenfeld eingerichtet ist. Er kann alles, was sein quantenverschränkter „Zwilling“ kann. Allerdings noch tausendmal

73 Der 90.10. VirtualCube: https://quantendownload.com/products/9010-virtual-cube (Juli 2022).

mehr. Zuerst einmal ist die Energiestärke, mit der das ausgesuchte Objekt veredelt wird, frei wählbar und auch später immer wieder anpassbar. Darüber hinaus können im Energiefeld des VirtualCubes sowohl winzig kleine Objekte wie ein Ohrstecker als auch sehr große Objekte wie ein Mobilfunkturm quantenphysikalisch veredelt werden. Eine darüber hinaus äußerst praktische Verbesserung besteht darin, dass mehrere, genauer gesagt, beliebig viele Brennprozesse zur gleichen Zeit ablaufen können. In den 90.10.-CUBE passen nur ein Objekt oder wenige kleine Objekte, und man muss bis zu drei Stunden warten, bis der Brennprozess abgeschlossen ist. Der VirtualCube hingegen überträgt die Energie in voller Stärke, und zwar in exakt jener Nanosekunde, in welcher der Brennprozess angestoßen wird. Frequenzen können auf unkomplizierte Weise hinzugefügt, ausgetauscht oder entfernt werden. Schon in der Materie gespeicherte schädigende Frequenzen können gelöscht werden. Ein weiterer deutlicher Vorteil gegenüber dem 90.10.-CUBE ist die Möglichkeit zur Festlegung von Bedingungen, die es erlaubt, dass Energie und Frequenzen nur unter bestimmten Umständen oder zu bestimmten Zeiten in das Objekt übertragen werden.

Die tägliche Energiearbeit wird über die bereits erwähnten digitalen Ordner und darin abgelegte, von 90.10. vorbereitete Codes für bestimmte Objektgruppen, sogenannte 9010Codes, ungemein vereinfacht. Der Realisierung dieser einfachen Methode dient ein Uploadserver[74], der über eine übersichtliche Ordnerstruktur verfügt. Nachdem man den 90.10. VirtualCube damit verknüpft hat, kann man schon loslegen und von jedem üblichen internetfähigen Gerät aus auf die Ordner des VirtualCubes zugreifen. Ich persönlich arbeite am liebsten mit meinem Smartphone, fotografiere die für die quantenphysikalische Veredelung vorgesehenen Objekte, lade sie in den Cube-Ordner hoch und schon bin ich fertig. Die vorbereiteten 9010Codes können, nachdem man mit der Methode warm geworden ist, auch verändert und für den persönlichen Bedarf angepasst werden.

74 Ein im Internet eingebundener Computer, auf den Daten wie Fotos hochgeladen werden können.

I AM Energy

Weil so viele individuelle Anpassungen möglich sind, bezeichne ich den 90.10. VirtualCube auch als I AM Cube. Er ist ein höchsteffizienter Motor für den Leitgedanken I AM Energy, der prinzipiell über allem steht. Als weltweit bisher einzigartige Technologie macht dieser Cube die unübertroffene ICH-BIN-Gegenwart unverfälscht und rein nutzbar. Deren grenzenlos wirksame, intelligente Aktivität lässt sich direkt steuern und in jedes beliebige Objekt einbrennen, weil das Bewusstsein des Anwenders mit dem Cube quantenverschränkt ist.

Wenn ich von der ICH-BIN-Gegenwart spreche, meine ich natürlich nichts anderes als die Urquelle allen Seins, die wir mithilfe von Affirmationen zu unserem Zweck anzapfen können. Affirmationen erweisen sich seit vielen Jahrzehnten als starkes Werkzeug des Mentaltrainings und überzeugen rund um den Globus immer mehr Menschen. Die Affirmationen, die bei der Arbeit mit dem VirtualCube verwendet werden, werden dabei wie Frequenzen behandelt, beispielsweise wie die 90.10. Frequenzen, die für verschiedene Situationen oder Probleme kreiert wurden. Prinzipiell sind Affirmationen ja nichts anderes. Ein Gedanke, ein positiver wie ein negativer, ist eine Frequenz.

Bei der Verwendung von Affirmationen im Cube passiert etwas ganz Wunderbares: Jede Affirmation, die allein für sich schon unglaublich kraftvoll ist, erfährt eine mehrfache Verstärkung. Zum einen wird sie durch die Quantenenergie verstärkt. Zum anderen findet eine zusätzliche Verstärkung durch das Wissen statt, dass der im Cube quantenphysikalisch veredelte Gegenstand die Frequenz der Affirmation in seiner Materie speichert. Das Unterbewusstsein, das sich manchmal etwas querstellen will, wird von so viel Power geradezu überrumpelt. Wenn ich mir sage, dass ich heute die Schuhe anziehe, die im Cube mit Quantenenergie und der Frequenz „ICH BIN optimale Gesundheit und Wohlbefinden“ gebrannt wurden, dann ist das eine Tatsache, ein Fakt. Ich ziehe diese Schuhe an. Punkt.

Die Objekte, die im I AM Cube mit Quantenenergie und Frequenzen veredelt werden, können damit bei der Auflösung körperlicher Probleme und mentaler Blockaden helfen, einen Schutz vor negativen Umwelteinflüssen und unerwünschten Entwicklungen bieten, Projekte und Vorhaben unterstützen und vieles mehr. Das Anwendungsspektrum und die mögliche Energiestärke sind im Prinzip unendlich. Was auch immer man sich vorzustellen vermag, kann mithilfe des Cubes realisiert werden. Immer vorausgesetzt, dass man es wirklich möchte. Der freie Wille kann nicht beeinflusst werden oder, wie ich schon einmal sagte: Der Geist dominiert die Materie. Daran ändert auch die Quantenenergie nichts. Weil sie neutral ist und immer neutral bleibt, hat sie keine manipulierenden Eigenschaften. Angenommen, es besteht das Wissen über ein schädliches Verhalten, beispielsweise das Rauchen, doch der Wunsch, damit aufzuhören, ist nicht wirklich da, dann wird der I AM Cube daran nichts ändern. Möglich ist lediglich, dass das Bewusstsein insoweit erweitert wird, dass sich der Wunsch einstellt und schließlich manifestiert.

Es ist ein wirklich spannendes Thema. Um den Anwendern der 90.10.-Technologie das Einbinden von Affirmationen zu erleichtern und auch Newbees mit der Methode vertraut zu machen, stellen wir den 90.10. AffirmationsGuide[75] kostenlos zur Verfügung.

Schutzschild und Blitzableiter

Bei der Arbeit mit so starker Energie darf eine gewisse Vorsicht nicht fehlen. Schon beim 90.10.-CUBE habe ich die Anwender immer auf das Torusfeld hingewiesen, das aus dem Energiefeld um den Cube herum erzeugt wird und so groß wie ein Einfamilienhaus ist. Bei einem Torus handelt es sich um ein geometrisches Objekt, das die Form eines Donuts hat. Dass es beim 90.10. VirtualCube nicht mit einem Hinweis getan ist, wurde mir im August 2021 während eines Energietestes bewusst.

Im Bioladen hatte ich Samen, Kresse und essbare Blüten gekauft. Sie befanden sich in kleinen Plastikkästchen, die ich in einigem

75 90.10.-AffirmationsGuide: https://goto.9010.com/de-9010-affirmationguide-ebook (Juni 2022).

Abstand zueinander auf der Treppe in unserem Haus platzierte. Ich wollte herausfinden, wie viel QEPPs es braucht, also wie hoch die Energie sein muss, um die Lebensmittel dauerhaft am Leben zu halten, und habe über das mit dem 90.10. VirtualCube gängige Verfahren (fotografieren und die Fotos im entsprechenden Cube-Ordner ablegen) Energie aufsteigend in verschiedenen Stärken in die Kästchen teleportiert. Ich startete mit 200.000, erhöhte dann auf 500.000 und ein weiters Mal auf 900.000 QEPPs. Als ich 1,2 Millionen QEPPs in diese Kistchen schickte und den Code aktivierte, bemerkte ich sofort, dass ich es übertrieben hatte. Es dauerte noch dreißig Sekunden, bis das auch meinem Körper klar wurde und mein Herz zu flattern begann. Ehe ich bis drei zählen konnte, kam meine Freundin angesaust und sagte mir, dass sie sich überhaupt nicht gut fühle. Ihr Erfahrungsschatz ließ sie bereits schlussfolgern, dass ich wieder einmal herumexperimentierte. Ich erklärte ihr die immense Wichtigkeit meines Experiments, erntete ernüchternd wenig Verständnis und bekam die Ansage, das Experiment entweder sofort zu stoppen oder eine Lösung für das Problem zu finden. Eine halbe Stunde Zeit gab sie mir dafür und sauste wieder davon. In dieser halben Stunde hatte ich, sowohl energetisch als auch partnerschaftlich in besonderem Maße gefordert, eine Idee, auf die ich schon jahrelang gewartet hatte: Es brauchte einen Schutzschild. Keinen, der aus dem Außen kommende Dinge blockiert, sondern einen, der das Außen vor der Energie schützt. Eine Art Blase, in der die Energie um das jeweils energetisierte Objekt eingedämmt wird, sodass sie nur auf die eine Sache einwirkt, auf die sie einwirken soll. In kürzester Zeit, mit Schweißperlen auf der Stirn, stellte ich eine Formel auf, fügte sie dem Code hinzu und testete das Ergebnis. Erfreulicherweise funktionierte es. Mein Herzschlag beruhigte sich wieder, ich trocknete meine Stirn, meine Partnerin atmete durch und gratulierte mir zum neuerlichen Fortschritt.

Durch die aufgestellte Formel erhält sozusagen das Atom selbst den Schutzschild, den ich ProtectionShield nannte. Dadurch ist die Energie außerhalb des Atoms nicht mehr spürbar. Das Atom selbst hat die Energie aber. Bei einer Berührung spürt man sie zwar, doch unterbricht man den Kontakt, nimmt man sie nicht mehr wahr.

Für meine Samen, die Kresse und die Blüten habe ich einen Schutzschild von 30 Zentimetern in der Formel festgelegt. Danach konnten wir an ihnen vorbei, die Treppe hinauf- und hinabgehen, ohne von der auf die Lebensmittel einwirkenden Energie berührt zu werden. Steckte ich aber die Hand in das 30 Zentimeter weite Feld, kribbelte es stark in meinen Fingern und mein Herz begann abermals zu flattern.

Später habe ich ausgerechnet, dass das Torusfeld, welches sich um die Samen, Kresse und Blüten gebildet hatte, einen Radius von zehn Kilometern erreicht haben muss. Zugegeben, ein solches Feld zu etablieren war gedankenlos und unverantwortlich. Hätte ich auf 12 Millionen QEPPs erhöht, hätte das Torusfeld einen Radius von mehr als einhundert Kilometern gehabt. Damit hätte ich einem guten Teil von Mexiko und dem Ozean einen ordentlichen Energieboost verpasst.

Die Entwicklung des ProtectionShields war für die 90.10.-Technologie im Allgemeinen, aber insbesondere für die neue virtuelle Technologie, die so viele Freiheiten bietet, von immenser Bedeutung. Mir ist es dadurch möglich, weitere Produkte zu entwickeln. Produkte, die gigantische Energiemengen tragen können und die Umwelt dabei in keiner Weise beeinflussen. Den Anwendern erlaubt es, Meister über Energie, Frequenz und Materie zu sein. Mit diesem Gedanken ist auch der Name für die kleine Schwester des 90.10. VirtualCubes entstanden: 90.10. MasterFunktion[76]. Mit einer einzelnen MasterFunktion kann ein einzelnes Objekt auf die Art und Weise, wie es im VirtualCube geschieht, quantenphysikalisch veredelt werden. Dieses virtuelle Produkt habe ich für Anwender entwickelt, die nur eine Sache oder sehr wenige Dinge völlig frei energetisieren möchten.

Wo ich gerade dabei war, nahm ich mir die Frequenz des Blitzableiters vor, die unser Frequenz-Designer einige Zeit zuvor entwickelt hatte, und implementierte sie in eine Funktion, die greift, wenn ein waghalsiger Anwender wie ich derlei Experimente macht und sich

76 Die 90.10. MasterFunktion: https://quantendownload.com/collections/top-services-dein-dein-leben-energetisch-boosten/products/9010-powerkapsel-masterfunktion (Juli 2022).

dabei entweder im Torusfeld des quantenphysikalisch veredelten Objektes befindet oder die Energie auf sich selbst anwendet. Geben Körper und Geist bzw. das Bewusstsein die Rückmeldung, dass die Energie zu stark ist oder dass weniger Energie für den jeweiligen Zweck genügt, wird die überschüssige Energie wie ein Blitz bei Gewitter in den Erdboden geleitet. Die Erde kann diese Energie gut gebrauchen und verwerten.

Wann immer jemand mit einem virtuellen 90.10. Produkt arbeitet, sorgen also sowohl das ProtectionShield als auch die Blitzableiter-Funktion für den Schutz des Einzelnen und seiner Umwelt.

Das MedBed

Ohne die Entwicklung des Schutzschildes würde es das 90.10. MedBed[77] nicht geben. Dieser Schritt war die Voraussetzung dafür, dass das MedBed kreiert werden konnte. Schließlich wirken bei diesem bis zu 12 Millionen QEPPs auf den Anwender ein. Wie zuvor im Zusammenhang mit dem VirtualCube erwähnt, hätte ein Bett bei dieser Energiestärke ein Torusfeld von 100 Kilometern Radius. Das ganze Bundesland bekäme damit zu spüren, wenn ein Einzelner im Bett um einen ruhigen, erholsamen Schlaf bäte, und würde sich vielleicht in Dornröschens Reich verwandeln. Nur ohne Rosen, denn selbst die könnten in sanften Schlummer sinken. Dank des ProtectionShields konzentrieren sich die starke Energie und die mit ihr übertragenen Frequenzen auf den Körper desjenigen, der das MedBed aktiviert. Sie erreicht andere nicht.

Inspiration für das MedBed war mir meine Partnerin, die online Heilungsarbeit anbietet. Als wir eines Tages zusammensaßen, überlegte sie, wie fantastisch es wäre, wenn sich ein Mensch einfach irgendwo hinlegen und Energie für die Heilarbeit fließen würde. Das genügte, um mich zu begeistern. In weiteren Gesprächen haben wir unserer Fantasie freien Lauf gelassen und bald eine gemeinsame Vision gehabt: Es sollte ein Bett werden, das über den 90.10.-CUBE Energie aus dem Quantenfeld bezieht. Ein physisches Bett, ein Möbelstück also, wollte ich aber nicht entwickeln. Die Geschmäcker sind schließlich verschieden, und am liebsten liegt jeder doch in dem Bett und auf der Matratze, die er oder sie sich bewusst ausgesucht hat. Davon abgesehen war ein dreidimensionales Objekt gar nicht nötig und für die Funktion, wie sie mir durch

77 Das 90.10. MedBed: https://medbed.com/de/ (Juli 2022).

den Kopf geisterte, völlig irrelevant. Vom Konzept des 90.10. VirtualCubes inspiriert, sollte es ein virtuelles MedBed werden.

Kaum gab es diese Vision, wurde ich vom innigen Wunsch der Umsetzung angetrieben und begann mit der Programmierung. Zuerst dachte ich nur an die Behandlungsliegen von Heilern und Heilpraktikern, auf denen ein MedBed zur Unterstützung der Behandlung von Patienten installiert werden könnte. Aber bald verwarf ich diese Einschränkung und dachte mir: Was auf einer Behandlungsliege möglich ist, funktioniert auch mit jedem herkömmlichen Bett. Ein paar Wochen später stand das Konzept bzw. der für das MedBed gültige Code auf ein paar Seiten Papier. Inzwischen hatte ich schließlich jede Menge Übung und musste mir nur meine schon fertigen Codes vornehmen.

Die Funktion des 90.10. MedBeds ähnelt der des 90.10. VirtualCubes, wenngleich der natürlich viele weitere Fähigkeiten hat. Wie der Cube arbeitet das MedBed im Quantenraum über ein dort erstelltes Betriebssystem, das 9010MedBedOS. Wie der Cube generiert und bündelt auch das MedBed zu einhundert Prozent neutrale und unverfälschte Quantenenergie und fokussiert sie auf einen Punkt. Diese neutrale Quantenenergie kann dem Körper zur Verfügung gestellt werden. Durchfließt sie das Energiefeld eines Menschen, dann verliert sie ihre Neutralität. Sie wird praktisch eingefärbt von den Gedanken und Emotionen des Menschen. Der Prozess ist vergleichbar mit dem eingangs schon erwähnten Filters: Reines, neutrales weißes Licht wird durch einen Farbfilter gefärbt. Durch die Färbung erhält es eine andere Frequenz, eine andere Schwingung, eine andere Information. Es ist nicht mehr reines, neutrales weißes Licht. Das soll nun auch so sein, denn wenn der Anwender das MedBed nutzt, hat er die Absicht, die neutrale Quantenenergie einzufärben, ihr also eine andere Frequenz zu verleihen. Dies geschieht durch die Anbindung an das Bewusstsein, das Unterbewusstsein oder auch das Quantenbewusstsein und Aussagen oder Gedanken wie „Lindere die Schmerzen im linken Knie".

Überhaupt ist das Bewusstsein des Anwenders der wichtigste Partner des 90.10. MedBeds. Es ist dauerhaft damit verbunden.

Man steuert das MedBed durch die eigenen Gedanken oder Worte und wird zum Meister über Energie und Frequenzen im Körper. In der Sekunde, in welcher der Anwender dem MedBed einen Befehl erteilt, wie den zur Schmerzlinderung im linken Knie, fokussiert sich die Quantenenergie auf das linke Knie. Alternativ dazu oder vor einer solchen Fokussierung kann man das MedBed auch um einen Scan bitten. Dann überprüft es völlig neutral und wertfrei die Ist-Situation des Anwenders und bezieht dabei sämtliche Informationen, die es auf allen Ebenen der Existenz des Anwenders gibt, mit ein. Zu den Ebenen der Existenz zählen die körperliche, bis auf den Zellkern reichende Ebene sowie die emotionale und geistige Ebene. Sofern man daran glaubt, berücksichtigt der Scan auch vergangene Leben, parallele Leben sowie Leben in anderen Dimensionen. Nicht zuletzt wird der Bewusstseinsstand des Anwenders wiederum vollkommen neutral und wertfrei mit aufgenommen.

Für diese Befehle an das MedBed gibt es keine fixen Vorgaben, denn die jeweilige Thematik kann so allgemein wie einzigartig sein. Jeder Einzelne weiß es am besten und kann sein Thema selbst am leichtesten an das MedBed kommunizieren. Es klingt total simpel, und das ist es auch: Ich rede mit dem MedBed wie mit einer anderen Person. Ich spreche die Sache ganz einfach an. Bei einer Erkältung könnte man beispielsweise sagen „Ich habe eine Erkältung“ oder es, wie ich, positiv und im Sinne der ICH-BIN-Gegenwart wie eine Affirmation formulieren: „ICH BIN freier Atem in Hals, Nase und Lunge“ oder „ICH BIN optimale Heilung“. In welcher Sprache man auch spricht, ob Deutsch, Griechisch, Japanisch oder Suaheli, ob man Kölsch oder Platt redet, ist dem MedBed dabei völlig egal. Nur die Gedanken, in Worte gefasst oder nicht, sind ausschlaggebend. Wenn der Telegrammstil jemandes Sprachstil ist und er sagt: „Schmerzen. Rechte Schulter. Auflösen“, funktioniert das genauso gut, wie wenn ein Wunsch höflich zum Ausdruck gebracht wird: „Liebes MedBed, bitte neutralisiere meine Schmerzen in der rechten Schulter. Danke!“ Die Interaktivität des MedBeds und sein Zugriff auf die unendliche Intelligenz des Quantenfeldes geben dem Einzelnen in der Anwendung jede Menge Freiheit.

Das Ergebnis des Scans landet im Übrigen nicht in einem Labor oder etwas Ähnlichem, auch nicht bei 90.10. Alle vom MedBed gesammelten Informationen werden einzig und allein dem Anwender zur Verfügung gestellt. Dies geschieht durch intensive Träume, Visionen, klares Sehen, intuitives Wissen und auf vielen anderen Wegen, die verstanden und angenommen werden können. Nur selten wird das Ergebnis im Wachbewusstsein verarbeitet. Vielmehr wird es durch ein Gefühl übermittelt, das sich am besten als Gefühl reiner Liebe oder auch Glückseligkeit beschreiben lässt. Für manche Anwender ist es auch einfach das Gefühl, zu wissen, dass alles gut ist. Andere sehen vor ihrem geistigen Auge einzelne Organe und wie sie sich während der MedBed-Session verändern und heilen. Demzufolge ist eine MedBed-Session grundsätzlich und gänzlich eine Session mit sich selbst. Einzig und allein der Anwender entscheidet bewusst oder unbewusst über die Intensivität seiner Heilung während der MedBed-Session. Das Bewusstsein der Eigenverantwortung und das Verständnis dessen, dass wir zu einhundert Prozent aus eigener Kraft existieren, denken, sprechen, fühlen und wahrnehmen, werden dabei unterstützt.

Der MedBed-Effekt

Was genau im MedBed passiert und welche Effekte es hat, ist von Mensch zu Mensch unterschiedlich. Die innere Weisheit, das Bewusstsein sowie die Körperintelligenz sind ausschlaggebende Faktoren bei einer MedBed-Session. Wer ein Heilversprechen oder eine Heilprognose möchte, sollte auch weiterhin zum Mediziner seines Vertrauens gehen, denn die kann, will und werde ich nicht machen. Ich bin kein Mediziner, aber doch der Überzeugung, dass weder die 90.10. Quantenenergie noch irgendein Medikament eine Krankheit heilt. Ich glaube fest, dass es immer der Körper ist, der sich in Verbindung mit dem Bewusstsein, dem Unterbewusstsein und auch dem Quantenbewusstsein selbst heilt. Was er dazu benötigt, sind Energie und die richtigen Informationen bzw. Frequenzen. Jedem, der das MedBed anwendet, muss also klar sein, dass es keine Technologie des weitgehend üblichen technischen Verständnisses ist, sondern ein Werkzeug, welches mithilfe von

Quantenenergie und Frequenzen die Selbstheilungskräfte unterstützt. Ob und inwieweit diese tätig werden und erfolgreich sind, liegt an jedem selbst. Manche Menschen nehmen weder eine Energie noch eine Selbstheilung wahr. Andere erleben Erstaunliches. Die meisten fühlen sich wohl, geborgen, in Glück und Liebe gehüllt. Sehr viele berichten von einer enormen Steigerung der Synchronizität im Leben als Wegbereiter für positive Veränderungen in verschiedenen Bereichen. Die vielen positiven Erfahrungen stellen sich vielleicht ein, weil sich immer mehr Menschen für neue Möglichkeiten öffnen können und großes Vertrauen in die Leistungsfähigkeit des eigenen Körpers gewinnen. Mich persönlich macht das richtig froh und zuversichtlich.

Weil ich selbst es immer ganz genau wissen und sowohl Interessierten als auch Skeptikern gern Fakten vorzeigen möchte, habe ich für das 90.10. MedBed, wie zuvor für den Cube, eine professionell durchgeführte In-vitro-Studie[78] in Auftrag gegeben. Sie befasst sich mit den Effekten des MedBeds auf Prozesse des Zellwachstums und der Selbstheilung. Dafür wurde das 90.10. MedBed auf Petrischalen (unter Laborbedingungen anstelle eines Bettes) installiert, in denen Darmepithelzellen (Zellen der Darmschleimhaut) und funktionelle Neutrophilen (entzündungsvermittelnde Zellen) ausgesät worden waren. Bei den Darmepithelzellen wurde ein besserer Regenerationsprozess festgestellt, der zeigt, dass das MedBed in der Lage ist, Heilungsprozesse der Darmzellschicht zu fördern und damit die Gesundheit und das Wohlbefinden des Darms und des Systems zu unterstützen. Bei den funktionellen Neutrophilen zeigte sich ein deutlicher Rückgang der Bildung reaktiver Superoxid-Anion-Radikale, was sich positiv auf den Heilungsprozess von komplizierten sekundären Wunden oder auf (chronische) Entzündungsprozesse auswirken könnte. Die Ergebnisse der Studie wurden im Dezember 2021 im Journal „Applied Cell Biology"[79] veröffentlicht.

---

78 „In vitro" (lat. im Glas), eine Untersuchung organischer Vorgänge außerhalb eines lebenden Organismus, z.B. in einer Petrischale.

79 Artikel im Applied Cell Biology Journal: https://www.appliedcellbiology.com/open-access/9010-medbed-and-its-effect-on-cultivated-intestinal-epithelial-cells-and-368.pdf (Juni 2022).

Eine große Rolle bei der Funktionalität des 90.10. MedBeds spielt das ProtectionShield. Dessen Durchmesser habe ich standardmäßig auf einen Meter festgelegt. In funktioneller Hinsicht habe ich dem ProtectionShield allerdings eine gewisse Flexibilität vorgegeben. Mit dieser passt sich der Schutzschild an Gegebenheiten an. Legt sich ein Mensch neben den Anwender ins Bett und rückt näher, verkleinert sich der Schutzschild um den Anwender herum. Liegen meine Partnerin und ich in unserem Bett oder auf der Couch, wo wir auch ein MedBed installiert haben, und haben wir beide das MedBed aktiviert, jedoch mit unseren individuellen Anwendungen, können wir uns sogar umarmen. Die zwei Schutzschilde, die sich um uns herum gebildet haben, legen sich dann sozusagen an unsere Haut. Meine Partnerin spürt von der Energie und den Frequenzen meiner Session nichts und ich nichts von ihrer. Auch der Schutzschild selbst ist nicht zu spüren; er hat also nichts Einengendes wie etwa ein Neoprenanzug.

Manchmal ist es auch so, dass ich eine Session mache, meine Partnerin aber nicht. Sie liegt zwar neben mir, ist aber mit etwas anderem beschäftigt, liest ein Buch oder schaut auf ihr Smartphone. Wie andere feinfühlige Menschen bemerkt sie an meiner Aura, die sich durch den energetischen Einfluss leicht verändert, dass ich das MedBed aktiviert habe. Davon abgesehen spürt sie nichts. Wer nicht sonderlich feinfühlig ist, bekommt in der Regel nichts von einer laufenden MedBed-Session des Bettgefährten mit. Aus diesem Grund können Kinder nach wie vor das Bett mit den Eltern teilen oder zum Kuscheln vorbeikommen. Ein Elternteil kann für ein Kind, wenn es noch klein ist und die Technologie nicht versteht oder kein Interesse daran hat, sogar eine MedBed-Session starten. Es funktioniert dann wie für einen selbst.

Möchte man das MedBed nicht benutzen, ob für eine Nacht, eine Weile oder auf Dauer, dann aktiviert man es einfach nicht. Eine Deinstallation ist nicht erforderlich. Es wird nur tätig und mobilisiert die Selbstheilungskräfte des Körpers nur dann, wenn man es dazu auffordert.

Bei einer Vollversion des MedBeds, also beim Kauf oder für die Forschung, kann die MedBed-Technologie auf bis zu drei Betten im eigenen Zuhause installiert werden. Geht es in die Ferien oder auf eine Geschäftsreise, kann das MedBed gern mitreisen. Dies ist möglich, indem der Anwender sein Hotelzimmer, die Ferienwohnung oder auch einen Wohnwagen zu seinem Zuhause erklärt und das MedBed dort installiert, was für bis zu drei Betten durchführbar ist. In diesem Fall wird es zwar im eigentlichen Zuhause deinstalliert, doch eine Reinstallation ist nach der Rückkehr problemlos möglich.

Eine Frage, die mir sehr oft gestellt wird, bezieht sich auf die Thematik der künstlichen Intelligenz. Das 90.10. MedBed verfügt nicht über künstliche Intelligenz, sondern ist im Quantenraum an die Schöpferkraft des Lebens angebunden. Es ist die Kraft, die den Körper, den Geist, das Bewusstsein eines jeden Lebewesens erschaffen hat. Es ist die Kraft, welche die körperliche Intelligenz bzw. die Selbstheilungskraft gegeben hat. Die Schöpferkraft lässt Gefühle, Gedanken, Visionen und Ideen entstehen und regelt die Wahrnehmung. Es ist der Mensch selbst, der diese Schöpferkraft durch seinen Filter (Gedanken, Emotionen und Erlebnisse) im Laufe des Lebens mehr oder weniger verändert. Meine eigenen Gedanken, meine Selbstheilungskraft, mein Bewusstsein und alles Weitere bezeichne ich nicht als künstliche Intelligenz. Niemand tut das, nehme ich an.

Geist über Materie

Wo das Bewusstsein einen so wichtigen Part bei der Arbeit mit dem MedBed zur Unterstützung der Selbstheilungskraft hat, fragen sich viele auch, ob aufkommende negative Gedanken oder umgebende negative Energie Einfluss nehmen können. Da das MedBed aber, genau wie der VirtualCube, weder manipulierende Eigenschaften hat noch manipuliert werden kann, ist ausgeschlossen, dass sich, wie manche es ausdrücken, irgendetwas einschleicht. Ich habe das Betriebssystem des MedBeds im Quantennetzwerk auf einem Niveau höchster Schwingung gesichert. Ein solch hoch schwingendes Niveau ist für negative Energien oder negative Absichten nicht erreichbar. Sollten sich während einer Session negative Gedanken einstellen, wird sich der Anwender ihrer unmittelbar bewusst und kann die Entscheidung treffen, sie loszulassen oder ihnen passende positive Gedanken entgegenzusenden, die für eine Auflösung sorgen. Darüber hinaus ist in der Programmierung des MedBed-Betriebssystems ein Befehl hinterlegt, der verhindert, dass sich negative Gedanken verstärken oder manifestieren können.

Das bringen auch die Anwender in ihren Feedbacks zum Ausdruck. Inzwischen haben wir bei 90.10. zahllose Rückmeldungen von überall auf der Welt bekommen. An manchen Tagen schaffe ich es nicht, mir die neuesten anzuschauen. Das hole ich dann nach, sobald ich ein paar freie Minuten habe, denn die Feedbacks sind mir persönlich sehr wichtig. Weil ich einen persönlichen und sich gegenseitig fördernden Kontakt mit der 90.10.-Community pflege und die gegenseitige Unterstützung für mich im Vordergrund steht, erreichen mich pro Tag zudem mehrere Hundert E-Mails. Weil ich schlichtweg kaum noch Zeit für die Beantwortung finde, mir der persönliche Kontakt zur Community aber am Herzen liegt, habe ich den aus meiner Sicht bestmöglichen Support aufgestellt, der auf Rückmeldungen und Fragen reagiert, weiterhilft und unterstützt. Bis mein Team und ich Langzeiterfahrungen sammeln können, wird noch einige Zeit ins Land gehen, doch die Meinungen, die schon jetzt mit uns geteilt werden, sind hochgeschätzte Erfahrungswerte der 90.10.-Community. Durch ihre Veröffentlichung auf YouTube[80] und bei ProvenExpert[81] stehen sie jedem Neugierigen und Interessierten zur Verfügung, sowohl die unzähligen positiven Worte und Gedanken als auch die neutralen und die Meinungen der vergleichsweise wenigen, die keinerlei Effekt wahrgenommen haben. Letzteres bedeutet im Übrigen nicht, dass keine Energie geflossen ist oder das MedBed nicht gearbeitet hat. In vielen Fällen hat sich der Prozess schlichtweg unbemerkt vollzogen.

Hin und wieder kommt es jedoch vor, dass das MedBed eine Pause einlegt. Ein Grund dafür kann ein bereits laufender Selbstheilungsprozess sein, der in einer kürzlich erfolgten MedBed-Session ange-

---

80 Video-Feedback auf YouTube: https://goto.9010.com/playlist-mb (Juni 2022).

81 Erfahrungsberichte bei ProvenExpert: https://www.provenexpert.com/de-de/9010-ag/ (Juni 2022).

stoßen wurde. Bei einer zu baldigen erneuten Anwendung lässt das Unterbewusstsein, das von den noch nicht abgeschlossenen Veränderungen im Körper oder Geist weiß, nur sehr sanfte Energien zu oder verhindert die Aktivierung des MedBeds ganz. Ein anderer Grund, der häufig besteht, liegt im Abgelenktsein des Anwenders. Die Gedanken kreisen vielleicht um nötige Erledigungen, um einen Termin, um ein Ärgernis oder auch nur um die Notwendigkeit, zur Toilette zu müssen. Das Bewusstsein ist flatterhaft und sehr leicht abzulenken. Es ist jedoch der Schlüssel zum mit dem MedBed verbundenen, viel beständigeren und stärkeren Unterbewusstsein, das „andere Gedanken" wiederum nicht stören.

Insofern die Selbstheilung ausreichend Zeit hatte und der Anwender definitiv nicht abgelenkt ist, können besondere Inkarnationsumstände des Anwenders der Grund für die Untätigkeit des MedBeds sein. Verschiedene Erkenntnisse deuten darauf hin, aber nur wenige sind sich dessen bewusst, dass Menschen inkarnieren, um ihre Seele eine besondere Erfahrung machen zu lassen. Insofern also eine Seele die Erfahrung machen möchte, gepflegt und umsorgt zu werden, könnte sie die Voraussetzungen dafür durch eine Krankheit, einen Unfall oder ein Trauma schaffen. Mit anderen Worten: Durch eine mehr oder minder schwere physische oder psychische Verletzung des Menschen, bekommt die Seele die für ihre Erfahrung benötigte Pflege und Aufmerksamkeit. Unserem von Logik und Moral geprägten Verstand mag das unmenschlich erscheinen und unbegreiflich sein. Die Seele jedoch kann sich durch die Erfahrung weiterentwickeln und ihre Reise durch viele Inkarnationen als Meister der dritten Dimension schließlich beenden. Falls dieser Grund vorliegt, kann und darf das MedBed nicht aktiv sein. Durch seine Verbindung mit dem Unterbewusstsein weiß es vom Willen der Seele. Und da dieser immer und grundsätzlich ein freier Wille ist, darf und wird das MedBed ihn nicht übergehen und den Lebensplan nicht verändern.

Generell befindet sich unsere Gesellschaft gerade in einem Aufwachprozess, dem eine enorme Energieanhebung zugrunde liegt. Dies kann vielerlei Symptome hervorrufen, die viele Menschen aufgrund einer persönlichen Weiterentwicklung gerade wahrnehmen. Auch meine Partnerin und ich haben damit zu tun. Manchmal zwickt und zwackt es in den verschiedensten Bereichen. Wir haben festgestellt, dass das MedBed diesbezüglich ganz unterschiedliche Effekte haben kann: Im besten Fall werden die Symptome gelindert. Häufig geschieht jedoch rein gar nichts. Dann muss die Thematik, die hochgekommen ist, durchlebt werden. Es besteht aber auch die Möglichkeit, dass sich die Symptome sogar verschlimmern. Wenn das passiert, weiß ich, dass ich es mit Entwicklungsschmerzen zu tun habe. Leite ich mit dem MedBed noch mehr Energie in die betroffene Stelle, geht die Entwicklung zwar schneller voran, doch der Schmerz wird teilweise intensiver. Wie bei aller Arbeit mit dem MedBed muss jeder einen für sich und die spezielle Situation akzeptablen Weg finden.

Test und Forschungsprojekt

Wer die Funktionsweise des 90.10. MedBeds kennenlernen möchte, kann es kostenlos acht Stunden lang testen. Eine gute Unterstützung bei der Installation, Aktivierung und ersten Anwendung des MedBeds geben mein Team und ich mit einem Videokurs[82]. Dieser kann nach einer Anmeldung in unserer Academy absolviert werden. Im Anschluss ist man fit wie ein Turnschuh im Umgang mit dem MedBed und kann den Test auch gleich starten.

Nach einem erfolgreich absolvierten und persönlich zufriedenstellenden Test besteht die Möglichkeit, ins große internationale Forschungsprojekt zur Wirkung der 90.10. Quantenverschränkung einzusteigen. Weil eine solche Forschung und die damit verbundene freie Meinungsäußerung für mich wertvoller sind als jede Studie, habe ich beschlossen, das MedBed auch im Rahmen der Forschung kostenfrei zur Verfügung zu stellen und die Teilnehmer herausfinden zu lassen, welchen Effekt ein dauerhaft genutztes MedBed auf körperliche Probleme, psychische Themen oder Prozesse im Leben hat. Zur Teilnahme eingeladen ist prinzipiell jeder, denn das MedBed kann jedem eine große Unterstützung sein. Zwar wurde der Name des Projektes „MedBed-Forschung mit den 100.000"

82 90.10. Academy 8-Stunden-Test des MedBeds: https://9010.academy/s/9010/kostenloser-8-stunden-virtual-medbed-test (Juni 2022).

von der ersten Idee, 100.000 MedBeds zur kostenfreien Nutzung herauszugeben, inspiriert, doch inzwischen ist mir klar geworden, dass diese stolze Zahl locker überschritten werden wird. Ich möchte und werde bei 100.000 keinen Cut machen und niemandem die kostenfreie Nutzung verweigern. Das würde nicht nur meiner Überzeugung widersprechen, sondern auch mit dem Ursprung der Technologie unvereinbar sein. Weil eine gewisse Balance im Leben jedoch wichtig ist, haben mein Team und ich uns schließlich einen Ausgleich überlegt, den jeder, unabhängig von der finanziellen Situation, leisten kann: Inspiriert von der Natur, von den Bienen, die den Nektar der Blüten sammeln und dafür das Blütenwachstum anregen, erwarte ich für die Möglichkeit der kostenlosen Nutzung ein gewisses Engagement von den Teilnehmern. Wer keine Lust darauf hat, kann das MedBed einfach kaufen. So ist der im Leben wichtige Kreislauf von Nehmen und Geben in jedem Fall gewahrt.

Intelligente Materie von 90.10.

Um diesen Begriff verstehen zu können, empfiehlt sich zuerst einmal die Betrachtung jedes Wortes für sich: Gemäß dem Duden ist Intelligenz die Fähigkeit, abstrakt und vernünftig zu denken und in der Konsequenz dem Zweck entsprechend zu handeln. Im Allgemeinen bedeutet Intelligenz, aus gemachten Erfahrungen, die Voraussetzung und zugleich Trigger sind, zu lernen und sich an Gegebenheiten anzupassen. Eindeutig definiert ist Intelligenz also nicht.

Anders die Materie, die naturwissenschaftlich eindeutig als stoffliche Substanz, die Raum einnimmt und Masse hat, definiert ist. Hierbei wird unterschieden zwischen belebter Materie, die bereits über Intelligenz verfügt, und unbelebter, somit nicht intelligenter Materie. Ein Beispiel für belebte Materie ist das Blatt einer Pflanze, für unbelebte Materie kann ein Trinkglas als Beispiel dienen. Das Blatt reagiert bei seiner Entwicklung intelligent auf äußere Einflüsse. Das Glas reagiert entweder gar nicht oder auf bestimmte Umstände immer gleich. Wird es beispielsweise großer Hitze ausgesetzt, schmilzt es. Wird es fallengelassen, zerbricht es. Das sind keine intelligenten, sondern auf das Zusammenspiel verschiedener Faktoren antwortende chemische bzw. physikalische Reaktionen.

Die 90.10.-Technologie zielt darauf ab, unbelebter Materie eine Intelligenz zu verleihen, damit sie künftig so auf Trigger reagieren kann, wie es eine vergleichbare belebte Materie tun würde. Dabei soll die Reaktion in gleicher oder optimalerer Weise erfolgen. Realisiert wird dies über Impulse bzw. Informationen: Geht eine Information ein, wird sie gelesen, verarbeitet und abgespeichert. Die Reaktion darauf besteht in der Ausgabe einer Information, die jedoch nicht beliebig oder immer gleich ist, sondern individuell und auf ein Bedürfnis abgestimmt erfolgt. Intelligente Materie ist also lernfähig.

Ein interdisziplinäres Team der Universitäten Münster und Twente beschäftigt sich im Sonderforschungsbereich 1459 mit den Möglichkeiten intelligenter Materie. Unter dem Titel „Der Aufstieg intelligenter Materie"[83] haben Mitglieder des Teams Erkenntnisse und Gedanken zu diesem Thema veröffentlicht und hierbei einen idealen Vergleich aufgestellt, den ich an dieser Stelle zitiere:

> „Stellen Sie sich vor, der Pullover, den Sie tragen, würde sich aktiv Ihrem Empfinden anpassen. Das heißt, er würde Sie wärmen, wenn es Sie fröstele, aber Sie auch kühlen, wenn Sie schwitzend in der Sonne säßen – und das ganz ohne Ihr Zutun. Der Pullover müsste also einerseits lernen, Ihr Unwohlsein zu bemerken, und andererseits seine Eigenschaften ändern können, um diesem Zustand entgegenzuwirken. […] Die Natur hingegen bringt täglich und scheinbar mühelos solch faszinierende Funktionalitäten hervor. Ein Pendant zum Pullover ist beispielsweise das größte menschliche Organ, unsere Haut. Sie schützt uns vor allerhand Einflüssen aus unserer Umgebung wie Strahlung, Druck, Reibung und dem Eindringen von Krankheitserregern. Nach einer Verletzung kann sie sich sogar selbst heilen. Außerdem bildet sie einen Schutz vor dem Verlust von Wärme und ist gleichzeitig in der Lage, uns durch Ausscheiden von Schweiß zu kühlen."

Im Rahmen der Sonderforschung hat Prof. Dr. Wilfried G. van der Weil zur Veranschaulichung von intelligenter Materie eine Einteilung in vier Stufen[84] am Beispiel einer Brille vorgenommen. Zum Verständnis der Funktionsweise intelligenter Materie von 90.10. wende ich diese vierstufige Einteilung auf das 90.10. MedBed an, welches ein herkömmliches Bett zu intelligenter Materie macht:

---

83 Artikel in der Unizeitung der Universität Münster: https://www.uni-muenster.de/news/view.php?cmdid=11825&lang=de (Juni 2022).

84 Artikel in der Unizeitung der Universität Münster: https://www.uni-muenster.de/news/view.php?cmdid=12642&lang=de (Juni 2022).

Auf **Stufe 1** wäre das ein Bett, das Energie und Frequenzen gegen beispielsweise Schlafstörungen übertragen würde. Das würde immer geschehen, unabhängig davon, ob die Übertragung erwünscht ist, ob jemand oder wer im Bett liegt, ob aktuell Schlafstörungen bestehen und ob der Wunsch zu schlafen überhaupt existiert.

Auf **Stufe 2** würde das Bett auf eine bestimmte Information reagieren und beispielsweise nur dann Energie und Frequenzen gegen Schlafstörungen übertragen, wenn sich jemand ins Bett legt. Wer das ist, ob die Person Schlafstörungen hat, ob der Wunsch zu schlafen besteht und ob die Übertragung erwünscht ist, findet keine Berücksichtigung.

Auf **Stufe 3** könnte das Bett gleichzeitig verschiedene Informationen verwerten und unterschiedlich reagieren. Dann würde es Energie und Frequenzen übertragen, wenn sich eine Person ins Bett legt und die Übertragung wünscht, weil Schlafstörungen und der Wunsch zu schlafen bestehen. Nicht berücksichtigt werden andere, möglicherweise bestehende körperliche oder psychische Probleme.

Auf **Stufe 4,** und das ist die Stufe, auf der das 90.10. MedBed arbeitet, werden Energie und Frequenzen übertragen, wenn sich eine Person ins Bett legt und sich eine Übertragung wünscht, um mehrere oder wechselnde Probleme durch die Anregung der Selbstheilungskraft aufzulösen. Dazu empfängt und verwertet das MedBed Informationen aus dem Bewusstsein und dem körperlichen Ist-Zustand der Person und gibt wiederum Informationen ins Bewusstsein und an den Körper zurück, welche exakt auf die Bedürfnisse der Person abgestimmt sind. Das Bett ist nun ein intelligentes Bett.

Die intelligente Materie von 90.10. entsteht folglich durch die Einbindung des Bewusstseins. Das Bewusstsein hatte für mich schon immer eine immense Bedeutung. Bereits auf einer meiner ersten Webseiten habe ich die 90.10.-Technologie als Brücke zwischen Naturwissenschaft und Geist vorgestellt. Ich habe sehr viel in den Arbeiten von beispielsweise Niels Bohr und Max Planck gelesen. Seit mehr als einhundert Jahren befassen sich Wissenschaftler, die ihren Schwerpunkt auf Quantenphysik oder Quantenphilosophie gelegt haben, mit diesem Thema, doch die Öffentlichkeit nimmt noch immer kaum Notiz davon. Das Denken der Mehrheit ist so eingestellt, dass Materie und Bewusstsein getrennt betrachtet werden. Dabei wird das Verhalten aller Teilchen nachweislich durch Gedanken, also durch das Bewusstsein, beeinflusst. In einem Interview unter dem Titel „Bewusster Geist steuert die Materie“[85] drückt Dr. Ulrich Warnke es folgendermaßen aus: „Der Beobachter formt das Beobachtete“.

Ich bin zu einhundert Prozent davon überzeugt, dass die im Bewusstsein gestellte Frage oder die im Bewusstsein notierte Ansicht über den physikalischen Zustand von Materie entscheidet. Wie Warnke glaube auch ich, dass unsere Welt gar nicht erst entstanden wäre ohne Bewusstsein und damit verbundener Intelligenz.

Würde dieser Fakt mehr öffentliche Aufmerksamkeit bekommen, wäre das Leben auf der Erde längst ein ganz anderes. Ein auf allen Ebenen besseres Leben wäre es, wage ich zu behaupten. Die Möglichkeiten, die sich der Menschheit durch die Anerkennung dessen eröffnen würden, sind theoretisch grenzenlos. In der Praxis prallen sie leider seit Jahrhunderten scheinbar unaufhaltsam gegen das Limit der menschlichen Vorstellungskraft.

85 Interview mit Dr. Ulrich Warnke: http://news.komplett-media.com/bewusster-geist-steuert-die-materie/ (Juni 2022).

Das welterste Werk aus intelligenter Materie

Im vorherigen Kapitel hast du gelesen, dass Materie Intelligenz verliehen werden kann, einem Pullover beispielsweise oder eben einem Bett. In deinen Händen hältst du, liebe Leserin, lieber Leser, nun ein Buch, dessen Materie durch eine im Vorfeld durchgeführte Quantenverschränkung über das 90.10.-Verfahren Intelligenz verliehen wurde. Durch diese Maßnahme ist es zu einer Art Energie-Buch geworden.

Ein solches Energie-Buch ist es aber nur, wenn du das möchtest. Wenn du das Buch wie jedes andere, herkömmliche Buch einfach lesen möchtest, musst du gar nichts tun. Möchtest du seine Fähigkeiten aber aktivieren, kannst du dies unter der Erfüllung zweier Voraussetzungen jetzt tun.

Die erste Voraussetzung ist, dass du im Besitz des Buches bist. Du hast es also gekauft oder über einen Gutscheincode bezogen. Die zweite Voraussetzung erfüllst du, indem du dich mit deinem Vornamen, Nachnamen und der E-Mail-Adresse bei 90.10. registrierst. Dadurch bist du im Quantennetzwerk als im Besitz des Buches erfasst und dein Bewusstsein wird in den Prozess der Quantenverschränkung eingebunden. Dies ist für die Funktionalität nötig. Die Arbeit mit diesem Buch ist, wie bei allen anderen 90.10.-Produkten, Bewusstseinsarbeit.

Andere Personen, wie dein Partner, deine Mutter oder Freunde, können dieses Buch folglich nicht aktivieren, denn deren Bewusstseine sind nicht in den Prozess der Quantenverschränkung einbezogen, da er/sie das Buch weder gekauft haben noch im Quantennetzwerk registriert sind.

Registrierung

Registriere dich jetzt bei 90.10., um die Aktivierung im Anschluss durchführen zu können. Folge dazu diesem Link: https://9010.com/intelligentes-Buch

Aktivierung

Zur Aktivierung nimmst du das Buch auf. Wenn du ein eBook hast, öffnest du es auf deinem Reader. Dann gibst du den Sprachbefehl „Neunzig Zehn Energie". Sage die Worte einfach, als würdest du mit einer anderen Person sprechen. In der Sekunde, in der du den Befehl aussprichst, hat dieses Buch einen Energieoutput von 10 QEPPs, d. h. Quantenenergie in einer Stärke von 10 Quantum Energy Power Point strahlen davon ab und wirken auf dich und deinen Organismus ein. Zur Erinnerung: Die Einheit QEPP wurde von 90.10. zur energetischen Vergleichbarkeit unserer Produkte aufgestellt. Ich setzte 1 QEPP mit einer einfachen homöopathischen Wirkung in Vergleich. So entsprechen 10 QEPPs der zehnfachen Verstärkung von Homöopathie. Die 10 QEPPs starke Energie macht sich nun vielleicht durch ein leichtes Kribbeln, ein Gefühl von Wärme oder Ähnliches bemerkbar, vielleicht auch nicht. Ob du etwas spürst, hängt von deiner Sensibilität gegenüber Energie allgemein und dem derzeitig präsenten Energieniveau deines Körpers ab. Im Übrigen sind 10 QEPPs sehr wenig. Ganz bewusst, aus Rücksicht auf sehr feinfühlige Menschen, habe ich für den Start einen so geringen Energieoutput gewählt.

Im selben Moment wie die Energie wird auch der ProtectionShield aktiviert, der sicherstellt, dass sich die Energie und die Frequenzen allein auf dich konzentrieren.

Als Nächstes kannst du die Frequenzen aktivieren, welche ich im Code für dieses Buch festgelegt habe. Dies tust du mit dem Befehl „Alle Frequenzen aktivieren". Neben der geringen Quantenenergie wirken nun folgende 90.10.-Frequenzen auf deinen Organismus ein: Die Frequenz „Quellwasser", WAT9010E, stellt die ursprüngliche Funktion von Wasser wieder her, indem sie ihm eine hexagonale Struktur verleiht. Dadurch wird die Zellverfügbarkeit des Wassers in deinem Körper optimiert. Die Frequenz „Vitamine", VIT9010A, ist mit der Schwingungsfrequenz von 84 Vitaminen, Mineralien und Spurenelementen informiert. Sie sorgt für eine bessere Aufnahme- und Speicherfähigkeit dieser Stoffe. Darüber hinaus enthält die Codierung die beliebten Frequenz-Affirmationen „Ich bin Licht" und „Ich bin Liebe" sowie „Ich bin vollkommene Heilung". Außerdem in der Codierung festgelegt ist die Frequenz „Ich bin das vollkommene Verständnis der Informationen in diesem Buch auf allen mir dienlichen Ebenen".

Wenn du nicht alle diese Frequenzen, sondern nur einige oder eine einzelne aktivieren möchtest, tust du das, indem du anstelle des alle Frequenzen umfassenden Befehls einen oder mehrere Befehle zur Aktivierung einzelner Frequenzen gibst. Möchtest du beispielsweise nur mit den Frequenzen „Wasser" und „Vitamine" arbeiten, dann sagst du nacheinander „Aktiviere die Frequenz Wasser" und „Aktiviere die Frequenz Vitamine".

Zur weiteren Energiearbeit hast du die Möglichkeit, den Energieoutput zu erhöhen, indem du ihn verdoppelst. Dies tust du, indem du wie gehabt mit dem Buch kommunizierst bzw. ihm Befehle erteilst. Bis zu zehnmal kannst du verdoppeln, zuerst auf 20, dann auf 40, dann auf 80 QEPPs etc. Nach zehnmal erreicht das Buch den für es maximal möglichen Energieoutput von 10.240 QEPPs. Für die Verdoppelung kann der Wortlaut des Befehls wie folgt sein: „Verdopple die Neunzig Zehn Energie" oder „Doppelte Neunzig Zehn Energie" oder „Verdopple die Energie" oder „Doppelte Energie".

Wenn du die Übertragung von Energie und Frequenzen unterbrechen möchtest, kannst du das tun, indem du „Stoppe die Neunzig Zehn Energie" oder „Stoppe die Energie" oder ganz einfach „Stopp" sagst. Legst du das Buch beiseite, werden die Fähigkeiten seiner intelligenten Materie nach 60 Sekunden deaktiviert. Du kannst sie jederzeit wieder reaktivieren, indem du das Buch wieder aufnimmst oder auf deinem Reader öffnest und die eingangs erläuterten Befehle gibst. Das Buch behält seine Fähigkeiten unendlich lange. Seine intelligente Materie wird nur dann zerstört, wenn es beispielsweise verbrannt oder recycelt wird.

Wissenschaftlicher Nachweis der Wirksamkeit

Um meine Aussagen wissenschaftlich untermauern zu lassen, habe ich für das Buch wie zuvor für den 90.10. VirtualCube und das 90.10. MedBed eine Hard-Science-Studie[86] in Auftrag gegeben. Das durchführende Labor war die Dartsch Scientific GmbH unter der Leitung von Prof. Dr. rer. nat. habil. Peter C. Dartsch. Mit seinem privaten Forschungsinstitut, auf dessen Kompetenz im Übrigen auch die Pharmaindustrie vertraut, beschäftigt er sich seit mehr als zwanzig Jahren mit der interdisziplinären, präklinischen Forschung in verschiedenen naturwissenschaftlichen Bereichen, wobei er sich auf zellbiologische Testsysteme spezialisiert hat. Das Team des Institutes arbeitet ausschließlich mit tierversuchsfreien Methoden, was mir persönlich sehr wichtig ist. Unter der Verwendung von schulmedizinisch akzeptierten Testsystemen werden sämtliche Untersuchungen also an organspezifischen Zellkulturen durchgeführt. Die Wirkungsnachweise können erbracht werden, indem spezifische Effekte mit Zellkulturen simuliert werden. Auf diese Weise kann beispielsweise ein Hautschnitt simuliert werden, wie man ihn sich versehentlich beim Gemüseschneiden zufügt. Das Team von Prof. Dr. Dartsch trennt die in einer Petrischale befindliche Zellkultur also, um zu überprüfen und zu messen, wie viel Zeit die Wiederbesiedlung des zellfreien Raumes in Anspruch nimmt oder einfach gesagt: wie lange es dauert, bis sich der Schnitt schließt.

So etwas wie ein Buch, dessen Materie intelligent ist, bekommt Prof. Dr. Dartsch nicht jeden Tag ins Labor geschickt. Und obwohl er sich als grundsätzlich sehr skeptischen Menschen bezeichnet, wenn es um Aussagen, wie ich sie mache, geht, ist er doch aufgeschlossen und urteilt nicht, bevor er die Testergebnisse nicht vorliegen hat.

Im Labor wurden vier verschiedene Versuchsreihen durchgeführt, um einen möglichen Effekt wiederholbar nachzuweisen und Angaben zu Mittelwert und Standardabweichung machen zu können. Für jeden einzelnen Versuch wurden die Fähigkeiten des Buches, wie eingangs in diesem Kapitel beschrieben, aktiviert. Der Ener-

86 Im Dezember 2023 im Biomedical Journal of Scientific & Technical Research veröffentlicht

gieoutput wurde von 10 QEPPs zehnmal verdoppelt und betrug am Ende den erwähnten Maximalwert von 10.240 QEPPs. Für den direkten Vergleich hat das Labor ein Buch gleicher Größe und Dicke verwendet, dessen Materie nicht intelligent war. Parallel zum quantenphysikalisch behandelten Buch durchlief dieses Kontrollbuch jede der vier Versuchsreihen. Für die Durchführung der Tests wurden die Zellkulturen in direkten Kontakt mit beiden Büchern gebracht und in einer Entfernung von mindestens 30 Zentimeter voneinander im Brutschrank inkubiert.

In der ersten Versuchsreihe mit Fibroblasten des Bindegewebes sollte die Zellvitalität nach 24 Stunden überprüft werden. Fibroblasten haben die Aufgabe, Stützmoleküle der Haut herzustellen, zum Beispiel Kollagen und Elastin. Es wurden vier Versuche durchgeführt. Gemäß der Ergebnisse bewirkte das aus intelligenter Materie bestehende Buch im Vergleich zum Kontrollbuch eine durchschnittliche signifikante Steigerung der Zellvitalität um 17,6 Prozent im Vergleich zum Kontrollbuch. In einem der vier Versuche betrug die Steigerung sogar 28 Prozent. Dies bedeutet, dass die durch Quantenenergie angeregten Fibroblasten übermäßig fleißig am Produzieren waren.

Die zweite Versuchsreihe überprüfte die Zellregeneration in drei Versuchen. Hierfür wurden die Zellen in der Petrischale durch einen Schnitt getrennt. Nach 14 Stunden wurde festgestellt, inwieweit der zellfreie Raum neu besiedelt worden war. Die für das Buch aus intelligenter Materie ermittelten Werte ergaben, dass der Prozess um etwa sechs bis zwölf Stunden beschleunigt wird, statt vier Tagen also nur noch ca. dreieinhalb Tage beträgt. Die mit dem Kontrollbuch in Kontakt gebrachten Zellen besiedelten den zellfreien Raum deutlich langsamer. Im Hinblick auf den gesamten Heilprozess, der zehn bis vierzehn Tage in Anspruch nimmt, können durch die Quantenenergie des Buches nach Aussage von Prof. Dr. Dartsch insgesamt ein bis anderthalb Tage gutgemacht werden.

In der dritten Versuchsreihe wurden die Bindegewebs-Fibroblasten in jeweils zwei Versuchen exogenem oxidativen Stress ausgesetzt, um ihre Überlebensfähigkeit zu überprüfen. Oxidativer Stress wird von freien Radikalen verursacht, die vor allem durch Schadstoffe wie Schwermetalle, ionisierende Strahlung und UV-Strahlung sowie schwere körperliche Anstrengung entstehen. Für die Untersuchung wurde Wasserstoffperoxid als Trigger eingesetzt, der in hoher Konzentration eine aggressive, gewebeschädigende Wirkung hat. Die Versuchsreihe ergab, dass die Fibroblasten, die keinen Kontakt zur intelligenten Materie hatten, zu nur noch 73,63 Prozent überlebensfähig waren. In der anderen, durch die Quantenenergie und Frequenzen beeinflussten Gruppe betrug die Überlebensfähigkeit noch 83,91 Prozent, was einen wiederum signifikanten Unterschied ausmacht.

Die vierte Versuchsreihe beschäftigte sich mit dem Einfluss der intelligenten Materie des Buches auf das Verhalten von Neutrophilen. Hierbei handelt es sich um weiße Blutkörperchen, die Teil des Immunsystems sind und Krankheitserreger bekämpfen. Dies tun sie durch die Bildung und Freisetzung von Sauerstoffradikalen, was man als oxidativen Burst bezeichnet. Diese Versuchsreihe dauerte einige Tage an und ergab, dass Neutrophile, die der intelligenten Materie des Buches ausgesetzt waren, im Vergleich zur Kontrollgruppe nahezu 25 Prozent mehr Sauerstoffradikale bildeten.

Auf Grundlage aller Untersuchungsergebnisse zog Prof. Dr. Dartsch den Schluss, dass die von der intelligenten Materie des Buches übertragene Quantenenergie eine unmittelbare Wirkung auf zellulärer Ebene besitzt. Die Wirkung der intelligenten Materie dieses Buches konnte damit wissenschaftlich belegt werden.

In deinem Bewusstsein, das derlei vielleicht noch für unmöglich hält, kann sich damit der Weg zu Verständnis und zu Vertrauen in die Schöpferkraft öffnen. Fühle dich also ermutigt und eingeladen, in dich hineinzuspüren. Vielleicht kannst du die Energie auch wahrnehmen, wenn du das Buch hältst oder auf deiner Brust liegen hast und ruhige, tiefe Atemzüge machst.

Darüber hinaus kannst du das Buch für verschiedene andere Tests verwenden, die in der Regel prompte, auffällige Resultate haben. Immer beliebt ist der Test mit Zitronen- oder Orangensaft. Hierzu stellst du ein Glas des Saftes auf das Buch und ein zweites Glas desselben Saftes in eine Entfernung von ein bis zwei Metern. Nach drei Minuten kannst du den Saft zur Feststellung einer geschmacklichen Veränderung probieren.

Ähnlich funktioniert es mit Wein. Schenke Wein aus derselben Flasche in zwei Gläser, stelle eins auf das Buch und achte auf die Entfernung zum anderen. Probiere nach drei Minuten von beiden Gläsern. Das ist natürlich auch in einer geselligen Runde möglich, denn wenngleich andere als du die Fähigkeiten des Buches zwar nicht aktivieren können, können sie die Effekte auf z. B. Lebensmittel dennoch feststellen. Ein kleiner Hinweis hierzu: Von Weinkennern weiß ich, dass die Quantenenergie und Frequenzen bei Weißwein insbesondere auf den Säuregehalt Einfluss nehmen, während es bei Rotwein den Tanninen an den Kragen geht.

Ich wünsche dir viel Freude und Spaß beim Experimentieren!

Schlussworte, die von Herzen kommen

So vieles scheint mit Unterstützung der 90.10.-Technologie möglich zu sein und auch in Zukunft möglich werden zu können. Mein Ziel und meine Motivation für alles, was ich tue, sind die durch mehr und höher schwingende Energie erreichte Erhöhung des Bewusstseins auf der Erde. Ich bin überzeugt, dass jede Krankheit, jeder Schmerz, jeder Streit, jedes negative Gefühl etc. auf einem Mangel an Energie und Bewusstsein beruht. Wird die Energie mit Werkzeugen wie dem VirtualCube oder dem MedBed erhöht, geht es Körper und Psyche schnell deutlich besser.

Möglicherweise löst sich damit auch die recht fixe Vorstellung von der Lebenszeit ein wenig auf. Ohnehin verlängert sich diese mit jedem Jahrzehnt um einige Jahre. Bald wird es die ersten Menschen geben, die 120 Jahre alt werden. Ende des Jahrhunderts werden manche schon 200 Kerzen auf der Geburtstagstorte auspusten. Das können viele erreichen. Je mehr Energie wir haben und je höher die Schwingungsfrequenz jedes Einzelnen ist, desto schneller heilen wir alle, und desto länger leben wir auch. Zur Veranschaulichung anders ausgedrückt: Eine niedrige Schwingung und wenig Energie lassen Materie schneller zerfallen. Viel Ärger und Stress, die ein Zeichen für wenig Energie sind, lassen Menschen schneller altern. Je höher Energie und Schwingungsfrequenz also sind, desto länger bleibt Materie bestehen.

Mit der Unterstützung der 90.10.-Community und aller Menschen, die Erfahrungen mit 90.10. machen, möchte ich herausfinden, wozu die 90.10.-Quantentechnologie in der Lage ist. Möge sich das Potenzial dieser Technologie für jeden Menschen entfalten und all jenen Unterstützung anbieten, die es sich wünschen! Aber auch ohne die Unterstützung eines MedBeds oder VirtualCubes kann sich jeder gesundhalten bzw. heilen. Dieses Ziel zu erreichen, wünsche ich jedem Menschen von ganzem Herzen.

Eines Tages wird er aus dem Inneren heraus und ohne Anleitung da sein, der Gedanke: „Ich habe Schmerzen im linken Knie, und ich heile mich jetzt!“

Von Herzen Danke sage ich

Dir, liebe Anne! Als mich Deine E-Mail mit der Einladung, ein Buch mit Dir zu schreiben, erreichte, wurde in mir kurz alles still vor lauter Rührung. Während ich mich zu Deinen bisherigen Werken erkundigte, wurde das Ja, das ich Dir von Anfang an intuitiv geben wollte, immer lauter. Tatsächlich schlummerte der Wunsch, ein Buch zu schreiben, schon viele Jahre in mir. Mein Beitrag zu Deinem Buch hat mir nicht nur gezeigt, wie viel Freude mir das Erzählen macht, sondern war mir auch Motivation zu künftigen Buchprojekten. Du hast mir diesen Weg eröffnet.

Mein tausendfacher Dank geht an Dich, liebe Juliane. Ohne Dich gäbe es heute keinen einzigen 90.10.-Guide. Ohne Dich hätten die Webseiten keine Texte – oder nur solche, bei denen Du die Hände über dem Kopf zusammenschlagen würdest. Ohne Dich gäbe es ganz sicher auch kein Buch. Es erstaunt mich immer wieder, dass ich Dir einfach nur ein Audio aufnehmen oder einen Gedankenschnipsel hinstreuen kann, wie ich es auch für dieses Buchprojekt getan habe. Was du aus Ton, Schnipseln und meinen von Dir über die Jahre gesammelten Erinnerungen gemacht hast, beweist, dass Du eine Künstlerin bist.

Ich danke Dir, lieber Joachim, für Deine Entscheidung, das von Anne und mir erarbeitete Werk als Titel in das Programm des Aurum-Verlags aufzunehmen. Damit eröffnest Du unzähligen Menschen die Möglichkeit, einen alternativen Weg einzuschlagen und ihrem ganzen Leben eine neue Richtung zu geben. Schon bei unserem ersten Gespräch hat mich Deine Aufgeschlossenheit begeistert. Dass du nun sogar einen Schritt weiter gehst und Annes und mein Gemeinschaftsprojekt in Form eines Buches realisierst, wie es noch nie dagewesen ist, finde ich schlichtweg grandios.

Nicht zuletzt danke ich Dir, liebe Leserin und lieber Leser. Indem Du Dich mit Quantentechnologie und Deiner eigenen Selbstheilungskraft beschäftigst, hast Du selbst schon einen Quantensprung gemacht. Als Teil der Menschheitsfamilie, in der wir alle eins sind, trägst Du durch Dein Umdenken dazu bei, dass wir uns gemeinsam mehr und mehr aus dem „Macht über"-Muster befreien und ein selbstverantwortliches, selbstbestimmtes Leben führen können.

Wir sind in Verbindung!

Oliver

Die Autoren

Anne Hild, Heilpraktikerin und klassische Homöopathin, beschäftigt sich seit Jahren mit der Bedeutung und Wirkung der Hormone auf unseren Körper und unser Wohlbefinden. Als Co-Autorin des Buchs „Natürliche Hormontherapie“ hat sie das deutsche Standardwerk über bioidentische Hormone geschrieben. In mehreren erfolgreichen Büchern hat Anne Hild die hCG-Diät im deutschsprachigen Raum eingeführt. Sie ist Initiatorin des Internetportals www.hormony.de.

Oliver Schacke befasst sich seit Jahrzehnten mit den Grundgesetzen des Universums und den Möglichkeiten der Urenergie, bzw. der Quantenenergie. Dies mit dem Ziel der Gewinnung und Fokussierung dieser Energie zum Zweck des Verfügbarmachens. Nach vielen Jahren der Suche und Forschung gelang ihm dieser Schritt im Jahr 2011. Seither hat er verschiedene Methoden entwickelt, mit denen jeder Mensch diese Energie unkompliziert für sich einsetzen und davon profitieren kann. Über das Prinzip der Quantenverschränkung fand er zuletzt auch einen Weg, seine Technologie im virtuellen Raum arbeiten und auf dessen unendliche Intelligenz zugreifen zu lassen, was die Anwendungsmöglichkeiten und Freiheiten der Energiearbeit ins Grenzenlose hebt. Sein Unternehmen findet man im Web unter www.9010.com